HO'OPONOPONO

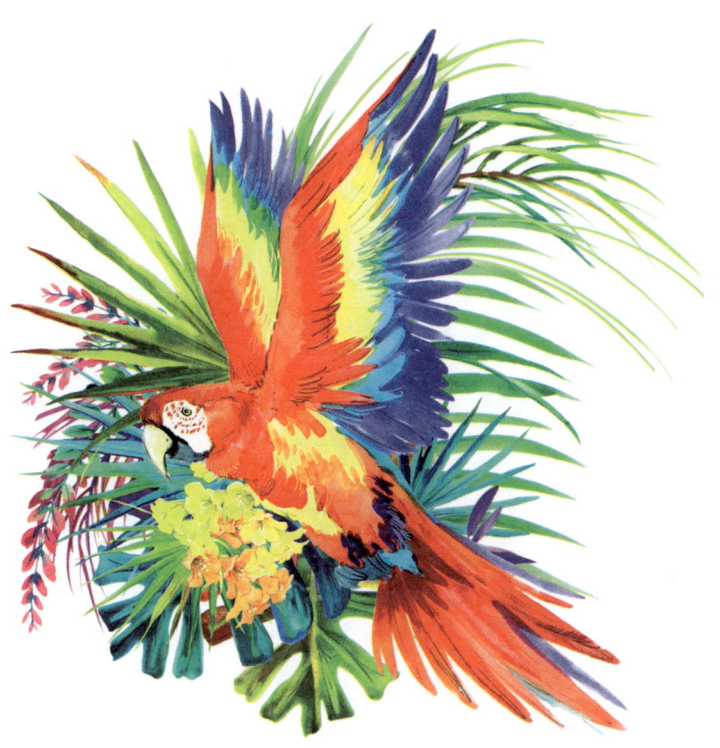

Gostaria de agradecer ao Havaí e a todos os seus habitantes, do passado e do presente, por terem me ajudado a descobrir e partilhar o espírito de *pono*.

Também agradeço aos mestres havaianos por nos ajudarem a compreender o mundo. Espero que este livro seja para eles uma digna homenagem.

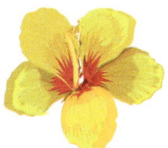

Malama pono!
("Cuide-se para ser pono!")

Título do original: Ho'oponopono – *The Ancient Hawaiian Practice of Gratitude and Forgiveness*.
Copyright do texto © 2015 Carole Berger.
Copyright do *design* © 2019 Eddison Books Limited.
Publicado pela primeira vez na França, em 2015, com o título *Les secrets de l'ho'oponopono*.
Esta edição foi publicada em 2019 por Eddison Books Limited – www.eddisonbooks.com
Copyright da edição brasileira © 2020 Editora Pensamento-Cultrix Ltda.
1ª edição 2020. / 2ª reimpressão 2022.
Todos os direitos reservados. Nenhuma parte deste livro pode ser reproduzida ou usada de qualquer forma ou por qualquer meio, eletrônico ou mecânico, inclusive fotocópias, gravações ou sistema de armazenamento em banco de dados, sem permissão por escrito, exceto nos casos de trechos curtos citados em resenhas críticas ou artigos de revista.
A Editora Pensamento não se responsabiliza por eventuais mudanças ocorridas nos endereços convencionais ou eletrônicos citados neste livro.

Editor: Adilson Silva Ramachandra
Gerente editorial: Roseli de S. Ferraz
Preparação de originais: Alessandra Miranda de Sá
Gerente de produção editorial: Indiara Faria Kayo
Editoração Eletrônica: Join Bureau
Revisão: Luciana Soares da Silva

Dados Internacionais de Catalogação na Publicação (CIP)
(Câmara Brasileira do Livro, SP, Brasil)

Berger, Carole
  Ho'oponopono: a antiga prática havaiana da gratidão e do perdão / Carole Berger; tradução Marcelo Brandão Cipolla. - São Paulo: Editora Pensamento, 2020.

  Título original: Ho'oponopono : the ancient hawaiian practice of cratitude and forgivennes
  ISBN 978-85-315-2125-6

  1. Autoconhecimento 2. Filosofia de vida 3. Ho'oponopono 4. Ho'oponopono – Técnica de cura 5. Medicina alternativa – Hawai 6. Terapia alternativa 7. Vida espiritual I. Título.

20-33203 CDD-615.8528

Índices para catálogo sistemático:
1. Poder de cura: Ho'oponopono: Terapia alternativa   615.8528
Cibele Maria Dias – Bibliotecária – CRB-8/9427

Direitos de tradução para o Brasil adquiridos com exclusividade pela
EDITORA PENSAMENTO-CULTRIX LTDA., que se reserva a
propriedade literária desta tradução.
Rua Dr. Mário Vicente, 368 – 04270-000 – São Paulo – SP
Fone: (11) 2066-9000
http://www.editorapensamento.com.br
E-mail: atendimento@editorapensamento.com.br
Foi feito o depósito legal.

Carole Berger

HO'OPONOPONO

A ANTIGA PRÁTICA HAVAIANA DA GRATIDÃO E DO PERDÃO

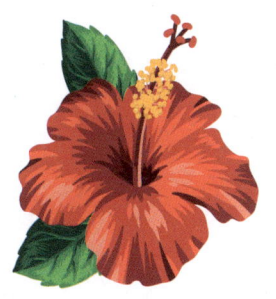

Tradução
MARCELO BRANDÃO CIPOLLA

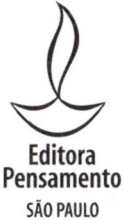

Editora
Pensamento
SÃO PAULO

SUMÁRIO

PREFÁCIO — 6
INTRODUÇÃO — 8
ALGUNS CONCEITOS TRADICIONAIS HAVAIANOS — 14

CAPÍTULO 1
MANA IHO: APROPRIAÇÃO DO SEU PODER — 17

CAPÍTULO 2
APONO: OBTENÇÃO DE UMA PERSPECTIVA CLARA E HONESTA — 55

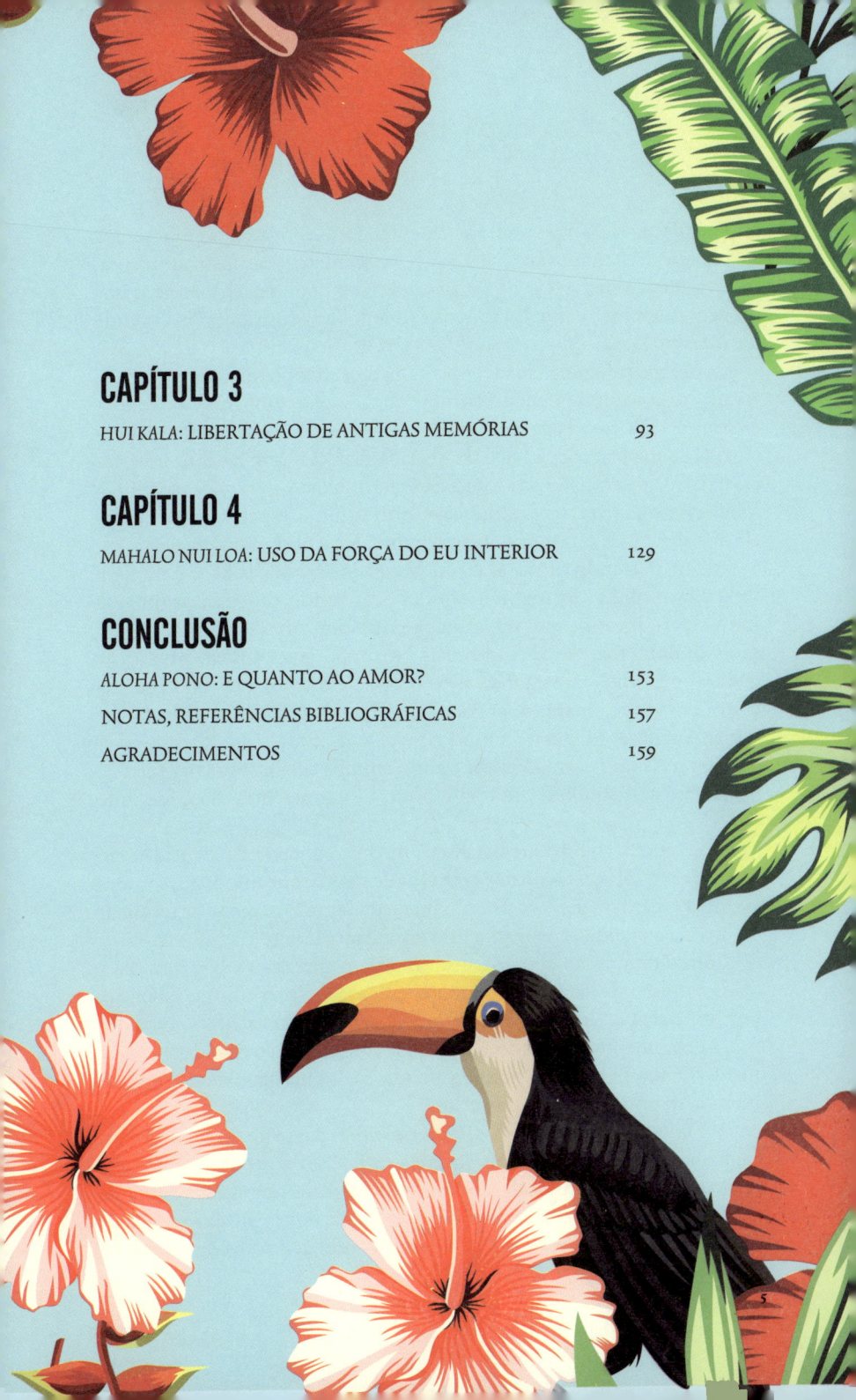

CAPÍTULO 3
HUI KALA: LIBERTAÇÃO DE ANTIGAS MEMÓRIAS — 93

CAPÍTULO 4
MAHALO NUI LOA: USO DA FORÇA DO EU INTERIOR — 129

CONCLUSÃO
ALOHA PONO: E QUANTO AO AMOR? — 153
NOTAS, REFERÊNCIAS BIBLIOGRÁFICAS — 157
AGRADECIMENTOS — 159

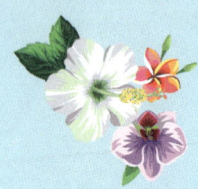 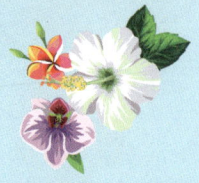

PREFÁCIO

Vivendo no moderno mundo ocidental, muitas vezes nos esquecemos de que existem outras maneiras de ver e interpretar nosso ambiente. Há sociedades que vivem há milhares de anos com percepções de mundo bem diferentes daquelas com que estamos acostumados. Foi isso que descobri no Havaí.

Como moradora da cidade, só conhecia os ditames de uma sociedade focada no consumo de massa e impulsionada pelo dinheiro e pelo bom desempenho. Cansada de competir e de me sentir vazia por dentro e preocupada ao me perceber à beira da depressão, decidi romper com uma sociedade que não me oferecia soluções, determinando-me a viajar para bem longe, rumo a uma terra desconhecida que, segundo esperava, me forneceria as respostas de que precisava para enfim dar sentido à minha vida.

Assim, deixando tudo para trás, afastei-me da vida urbana e fui para uma ilha repleta de luxuriantes florestas, onde procurei acalmar a inquietação interior que me causava tanta dor. Ali, decidi morar a alguns quilômetros do povoado mais próximo, tendo apenas a natureza como companheira. Plantando meu próprio alimento, bebendo água da chuva e usando a energia solar como fonte de eletricidade, eu podia passar semanas sem ver ninguém. A mudança foi radical!

Essa terra me fez amadurecer e sair da minha concha humana, feita de limitações e frustrações, conduzindo-me a um outro mundo onde tudo era possível.

No começo, tive de superar meus medos – o medo da escuridão em uma selva ruidosa, o medo dos exércitos de insetos que invadiam, contentes, meu espaço no meio da noite, o medo do fracasso, o medo de ter corrido um risco grande demais ao tentar viver daquele jeito.

Com o tempo, no entanto, esses medos perderam a voz e comecei a ouvir a canção da vida. Minha mente, cansada de lutar contra o silêncio, por fim cedeu e também se aquietou. A natureza substituiu o caos dos meus pensamentos com a doce e pacífica contemplação da vida: o crescimento de um fruto, uma flor perfumada, a lua cheia banhando todas as coisas com uma luz clara e misteriosa.

Aos poucos me convenci de que eu era muito diferente daquela parte de mim que eu conhecia – era mais que meu corpo físico e os pensamentos que habitam minha mente. Toda a minha vida havia me sentido sozinha, mas agora me abria a uma nova percepção: não estava só, não estava separada de tudo o que via e ouvia, não era aquela pessoinha que as dolorosas experiências da vida haviam isolado e entristecido. Foi como se eu saísse da "matriz" imposta pela sociedade e uma outra percepção de mundo me fosse revelada.

Conheci alguns homens e mulheres maravilhosos que me ajudaram a dar sentido a tudo o que sentia e vivia e que me possibilitaram compreender melhor quem eu era e por que me sentia tão vazia por dentro. Eles fizeram o abcesso eclodir, levantaram o véu das ilusões e me deram acesso a outra realidade, repleta de bom senso e sabedoria.

Seria possível descobrir leis universais – leis com base nas quais eu pudesse construir uma vida nova, podendo viver de maneira também nova, diferente de tudo o que eu já conhecera? Leis que tivessem sido cantadas e transmitidas desde a aurora dos tempos, leis que me guiassem rumo à harmonia interior e a um lugar de tranquilidade?

Nancy Kahalewai e Aunty ("Titia") Mahealani foram minhas primeiras guias. Ao aprender a massagem havaiana e descobrir as diferentes formas de ho'oponopono, dei os primeiros passos para a paz interior, tão necessária ao bem-estar. Ao conhecer os anciãos e anciãs do Havaí e conviver com eles, deixei que um outro "eu" brotasse de um local mais profundo que meu corpo e meus pensamentos. Aos poucos, abri espaço para meu ser interior, que continua a me orientar todos os dias.

Por fim, adquiri instrumentos por meio dos quais podia expressar meu "poder interior", o *mana*, de que falam os havaianos. No fim desse caminho, encontrei a tranquilidade e a harmonia interior de que precisava para lidar com um mundo que parecia ter perdido todo o significado.

Hoje em dia, morando de novo em Paris, desfruto da experiência cotidiana de me purificar dos pensamentos negativos e quadros mentais limitantes e transformá-los em energia positiva – o que vem me fazendo muito bem! Gosto de ver o mundo e tudo ao meu redor como energias em movimento, que tenho a opção de deixar entrar na minha esfera... ou não! Componho, com as escolhas que faço, minha vida em cores ou em preto e branco e estou me esforçando para assumir plena responsabilidade pelas experiências que a vida me traz. Quanto ao mais, concordo em deixar a energia universal fazer o que ela tem de fazer.

Os anciãos estão aí para nos orientar. Assim como fazemos com uma criança quando lhe contamos histórias, os anciãos nos pegam pela mão e nos conduzem por uma jornada interior, uma jornada na qual nos encontramos e chegamos a um local onde podemos assumir, com serenidade, a responsabilidade pela nossa vida. Ajudam-nos a desprogramar nossas memórias falhas, crenças falsas e limitações e a substituí-las por uma vida de abundância, alegria e paz.

Essa é a jornada que convido o leitor a também descobrir, a fim de que seus sofrimentos possam ser curados e o dom da vida possa ser vivenciado em sua plenitude.

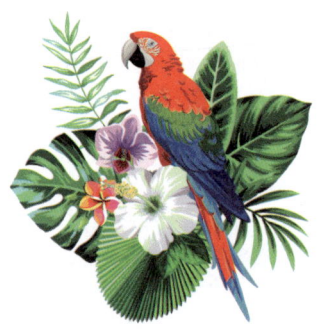

INTRODUÇÃO

Desde tempos imemoriais os anciãos do Havaí contam histórias sobre o mundo e a Terra. Suas palavras penetraram na mente das pessoas e gravaram nela as leis do universo. Esses anciãos sabem escutar o vento e os vulcões. Conhecem a língua das pedras e dos animais. Unidos a tudo ao redor, unidos à sua família e ao seu clã, eles ajudam até as pessoas mais jovens a compreender melhor o mundo. Transmitem "chaves" para interpretar a experiência da vida e navegar por ela. Veem o mundo pelos olhos da unidade e da harmonia.

Eles compreenderam que a energia universal (seja qual for o nome pelo qual queiramos chamá-la – os havaianos a denominam *ke akua*) perpassa todos os seres vivos na Terra. Tudo está interligado por essa energia, que dá e sustenta a vida.

Com essa consciência, cada pessoa é vista como algo que vai muito além do corpo físico. Os anciãos costumam dizer que aquilo que é invisível aos olhos é tão importante quanto o que é visível. Nosso corpo é apenas nossa parte visível. Sem o milagre da respiração e da vida que flui dentro de nós, seríamos mera matéria inerte.

É a energia que reside em nosso interior – e que nos deixará quando passarmos para "o outro lado do arco-íris" – que faz de nós aquilo que somos.

Somos muito mais do que um corpo; na verdade, somos pura energia "materializada". O corpo é apenas a parte mais densa e visível, mas a vida se desenrola em outra parte, na esfera invisível, na energia que nos dá a vida e tudo o que a Terra contém. É ela que é celebrada pelo tradicional *"aloha"*.

Aloha é uma palavra poderosa, que vai muito além de um simples "olá". Ela nos conecta a uma verdade única: a verdade das energias. Para muita gente, esse termo ainda significa "cumprimento você em meio à energia universal; reconheço em você mais do que vejo; reconheço em você o que também está em mim: a energia universal que flui através de nós e nos conecta". Viver *aloha* é fazer uma ponte entre o que vejo (o corpo) e o que não vejo (a energia de que ele é composto). Seguir os ensinamentos do ho'oponopono é viver cada momento no mundo das energias, dando-lhes pleno uso para estar em paz e crescer na jornada da vida; é compreender as leis que regem o mundo das energias e se beneficiar delas; e manifestar, em cada pensamento e em cada ato, uma reverência profunda pela vida em todas as suas formas.

Descobrir e viver esses ensinamentos é algo que nos dá chaves preciosas para compreender como recuperar a posse de nossa vida e de nossa experiência na Terra. Temos a escolha de fazer uso dessas leis ou não.

Ser *pono* é viver na harmonia dessas leis. É viver cada momento com a consciência dessas leis que regem o mundo invisível – leis que nos envolvem, nos nutrem e nos permitem, por fim, preencher o vazio interior que nos causa tanta dor.

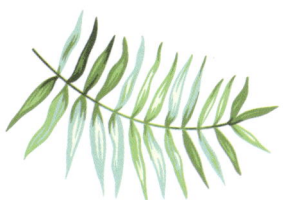

A lei da aceitação nos permite reconhecer e aceitar que não temos a visão panorâmica e, por isso, não somos capazes de compreender e controlar tudo. Todos os dias, nos frustramos porque nos recusamos a aceitar situações que não escolhemos: vizinhos barulhentos, um emprego difícil, um namorado que não corresponde às nossas expectativas, transporte público lotado e por aí afora. Ficamos doentes porque todos os dias temos de fazer coisas que não queríamos. Vemo-nos presos em um ciclo enlouquecedor de energias negativas e frustrações. Os outros se aproveitam de nós, e lutamos contra isso. Estresse, fadiga, depressão e raiva se tornam o pão de cada dia.

A lei da aceitação nos oferece uma saída para esse ciclo de dor, dando-nos o poder de escolher – a cada momento e com boa consciência – se, diante de uma situação difícil, devemos prosseguir nessa frustração destrutiva ou aceitar "as coisas como são", adotando uma atitude diferente.

A lei da gratidão nos abre os olhos para a beleza do mundo, a abundância da natureza e a magia da vida. Permite-nos entrar em contato direto com a Origem e nos desperta para a importância de observar com veracidade o que temos, quem somos e todos os dons insuspeitos que a vida nos oferece – e de sermos gratos por isso tudo.

Cada um de nós tem o poder de se ligar diretamente à Origem, que é a genuína energia universal, e de nutrirmos nosso interior mediante o poder da lei da gratidão. No entanto, precisamos ter a disposição de olhar para o mundo com olhos de criança e perceber o que nos faz sentir bem, seja a beleza de uma flor, o sorriso de um amigo ou a ajuda de um ente querido que nos ilumina o dia. Todos os dias acontecem coisas que podem nos levar a incorporar a lei da gratidão a nossa vida. A gratidão diária por milhares de coisas "pequenas" e o esforço de ver o mundo com os olhos do amor ajudam a nos preencher com uma energia que é essencial ao bem-estar. E se a transformação do mundo começasse com o próprio modo como o vemos? Esse modo de ver é uma escolha que fazemos a cada momento.

A compreensão da lei da gratidão e sua incorporação em nossa vida proporcionam as chaves para a resolução de muitos conflitos internos. É um remédio eficaz contra a culpa. A lei do perdão suaviza os ferimentos do passado e nos possibilita seguir em frente sem levar esse peso nos ombros.

E temos, por fim, o conceito e a lei da manifestação, que desenvolvem o poder pessoal e nos permitem mudar nossa realidade. Manifestamos em nossa realidade aquilo em que nos concentramos – semelhante atrai semelhante. Pensamentos positivos atraem resultados positivos e pensamentos negativos causam a manifestação de resultados negativos.

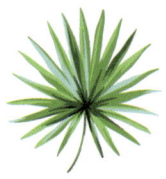

No mundo ocidental moderno, decidimos ignorar essas leis e trocá-las pelo mundo material. Concluímos que a matéria é a única realidade. De acordo com os sábios e sábias do Havaí, no entanto, a razão desse nosso mal interior é termos esquecido e negligenciado nossa verdadeira natureza. De acordo com eles, somos seres de energia. E se tiverem razão? E se tivermos apenas esquecido de nutrir nosso ser interior, feito de algo que não é matéria? Ocupados em alimentar ambições materialistas, buscando cada vez mais conforto material, esquecemos de outra forma de conforto tão importante quanto essa: o bem-estar interior. O vazio interior que tanta gente sente não pode ser preenchido por coisas materiais. Todos nós sabemos disso, por experiência. Muitas vezes pensamos que, se tivéssemos mais dinheiro, por fim seríamos felizes. Isso pode até ser verdade, mas, por mais dinheiro que tivéssemos, aquele mal interior, aquele vazio, permaneceria conosco. Isso porque as coisas materiais não têm o poder de preencher esse vazio.

Os havaianos compreendem isso: o alimento, o ar e o conforto material não bastam para vivermos em harmonia com nosso ser e o mundo. A sociedade ocidental nos levou a crer que o conforto material pode nos dar felicidade, que o consumo ilimitado nos dará uma vida melhor.

Os sábios compreendem há muito tempo que a insatisfação permanente que veem à sua volta e a constante busca por mais bens materiais encobrem uma outra realidade: estamos deixando de lado – ou, pior ainda, sufocando – essa parte invisível dentro de nós. É quando aceitamos que não somos apenas aquilo que vemos que podemos avançar na estrada rumo à felicidade.

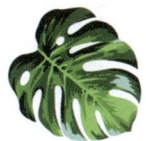

Ser *pono* – viver em harmonia – é decidir cuidar da parte invisível do nosso ser, que não é nem o corpo, nem os pensamentos, nem o ego. Essa parte, que é pura energia, precisa de alimento como o corpo, mas trata-se de um tipo especial de alimento, que o respeito pelas leis da energia universal e por sua prática podem proporcionar.

A busca começa quando procuramos e encontramos, para além dos cinco sentidos, o caminho rumo a outra percepção de mundo.

Os anciãos havaianos compreendem que, para navegar com sucesso pela vida, é essencial dispormos de instrumentos que nos permitam ver o conjunto da realidade, e não apenas a pequena parte dela que é visível. Compreendem as leis do mundo das energias, que podem nos libertar de fardos e constrangimentos. Compreendem que a mente engana e que a realidade é, muitas vezes, difícil de aceitar. Favorecem a linguagem da intuição e compreendem o poder de nos livrarmos de antigas memórias e de coisas que são obstáculos à mudança.

Os sábios e sábias do Havaí creem que essas leis invisíveis governam o mundo em pé de igualdade com as leis econômicas e as condições climáticas. Quando são integradas em um novo plano de vida, transferimo-nos do mundo material para um mundo onde tudo é possível, onde podemos desenvolver a liberdade criativa e o "poder pessoal", permitindo-nos enfrentar a vida com a sabedoria dos anciãos. Eles nos mostram um método para mudar os hábitos que nos deixam infelizes.

SIM, precisamos de um sopro de ar fresco, pois estamos cansados de viver sufocados.

SIM, podemos recuperar o controle de nossa vida, curar o sofrimento e, por fim, fazer as pazes conosco e com o mundo.

Cada um de nós leva em si algo que precisa ser curado a fim de sermos capazes de viver em harmonia conosco e com as outras pessoas.

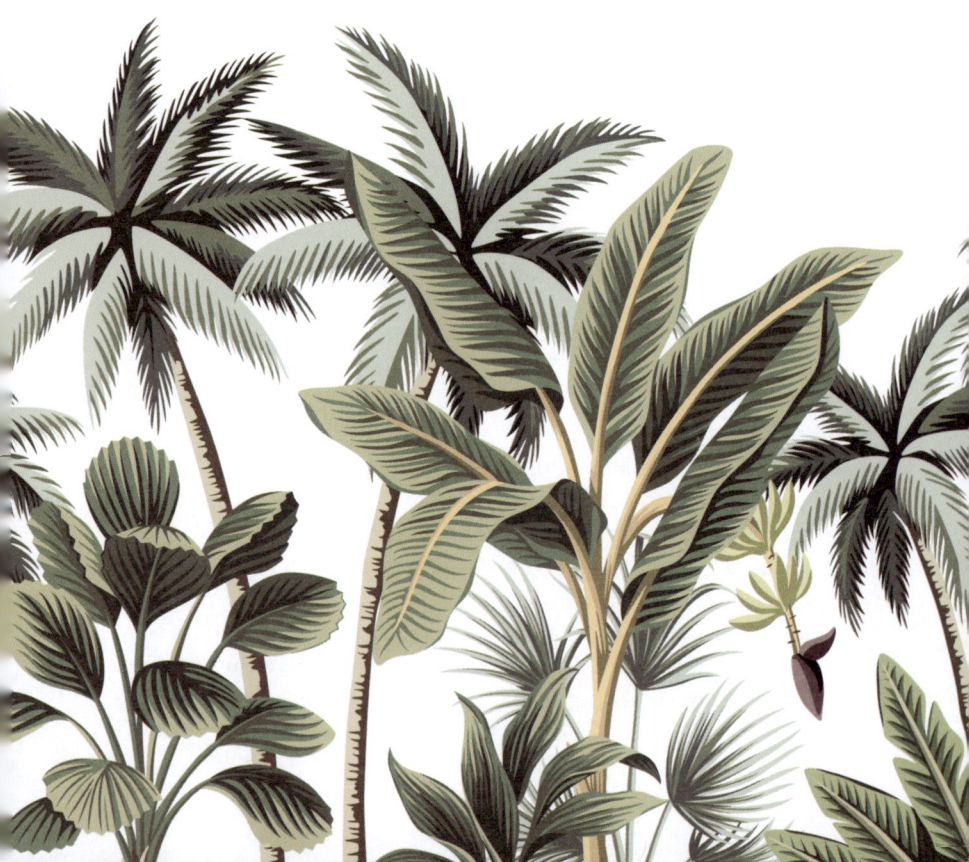

Hoje, os ensinamentos dos anciãos havaianos das "ilhas do arco-íris" – como é chamado o arquipélago – ressoam com força cada vez maior em nossa mente, exausta de tanto buscar sentido para a vida. Precisamos ouvir e tornar a ouvir as mensagens deles, que falam por meio de uma língua cuja sabedoria é capaz de nos reconduzir a uma vida em que todos os sofrimentos tenham sido curados.

As palavras deles tocam nosso coração e nos ligam a nossa verdadeira identidade, invisível e oculta.

Cabe a cada um de nós, aqui e agora, tomar consciência da própria e verdadeira identidade, "curando" a vida para que a alegria interior, capaz de operar milagres, possa, enfim, se manifestar.

Os anciãos das ilhas do arco-íris nos oferecem outra maneira de ver o mundo e nos mostram como alcançá-la. Juntemo-nos a eles!

Malama pono! ("Cuide-se para ser *pono*!")

Aproveite a jornada...

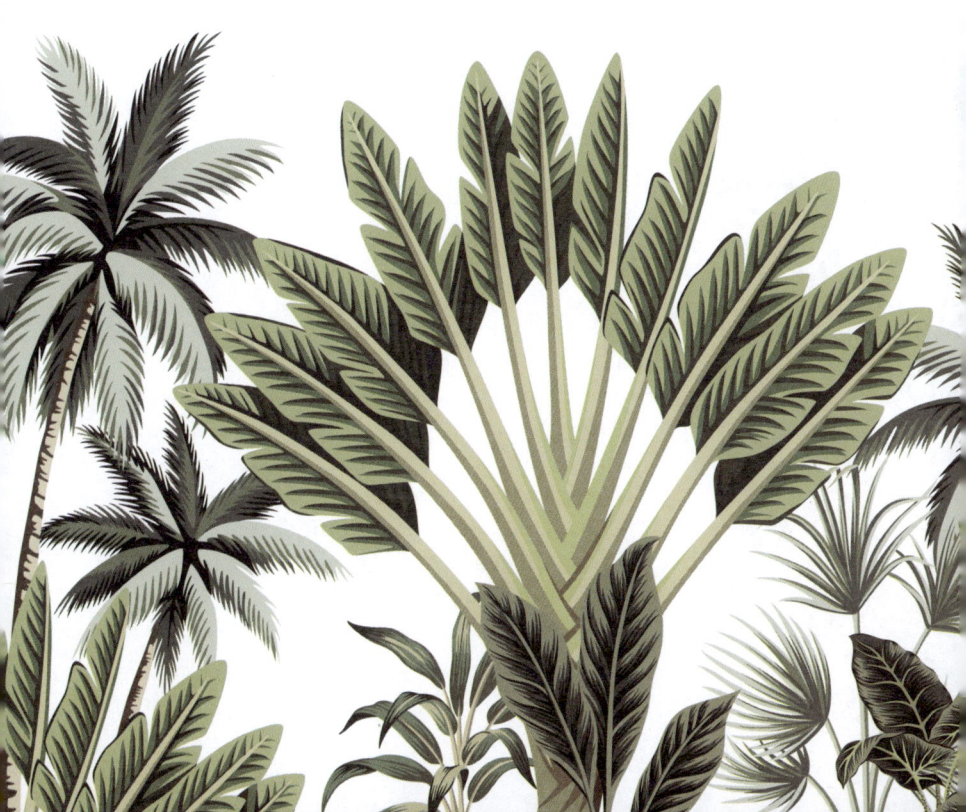

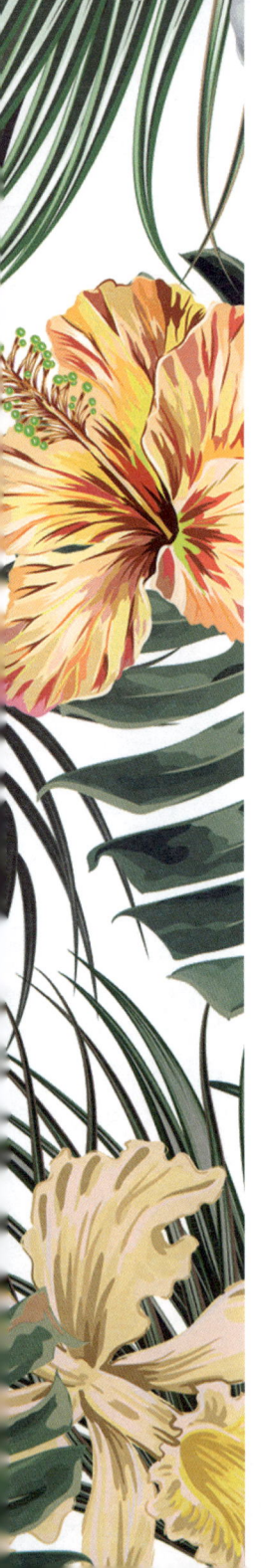

ALGUNS CONCEITOS TRADICIONAIS HAVAIANOS

A tradição dos mestres havaianos vem sendo transmitida oralmente de geração em geração, por meio de mitos e narrativas. No entanto, o espírito do ho'oponopono foi se perdendo no decorrer dos séculos e acabou se amalgamando à nova religião imposta pelos "invasores" das ilhas. Hoje em dia, restam poucas famílias que ainda respeitam as tradições que havia aqui antes da chegada do cristianismo. No Ocidente, muitos artigos e livros foram escritos sobre a tradição local, mas procuraram explicá-la por meio de conceitos que nada têm a ver com a visão havaiana. Usam-se termos da psicologia moderna que, com frequência, encontram-se muito distantes do espírito do Havaí.

A língua havaiana tem pronúncia relativamente simples. Nas palavras a seguir, a pronúncia é semelhante à do português, com o detalhe de que o "h" é sempre aspirado, como nas palavras "hóquei", "handebol" e "jihad".

AKUA: Termo complexo que significa Deus, o ser divino, a energia universal, a origem de todas as coisas, o grande espírito.

AUMAKUA: Representa "a essência e o espírito de cada família"[1] e inclui os anciãos e os ancestrais que incorporam a história familiar. Cada família venera o próprio *aumakua*, simbolizado por um animal terrestre, aquático ou aéreo. Esse animal é o símbolo dos ancestrais e protege a família, que o chama sempre que precisam de ajuda e orientação na vida. Os diferentes ofícios e profissões também têm seus *aumakua*. Acredita-se que o *aumakua* traga proteção e faça a ponte entre os mundos físico e espiritual.

HAOLE: O nome das pessoas que não são havaianas. Em seu sentido literal, a palavra significa "sem respiração". Diz-se que, quando os homens brancos chegaram às ilhas, não se cumprimentavam com uma troca de sopros, como faziam os habitantes. O sopro é o símbolo da vida. Por isso, os havaianos daquela época supuseram que os brancos viviam sem respirar.

KAHUNA: Plural de *kahu*, homem ou mulher que se tornou "mestre" em sua arte, seja esta física ou espiritual. Nem todos os *kahuna* são bruxos ou "guias espirituais". Aqueles que, depois de anos de aprendizado, adquirem o domínio perfeito de uma arte – pessoas respeitadas por sua habilidade – também são chamados *kahu*. É exemplo a maestria no uso de plantas medicinais (*la'au lapa'au*).

KUMU: Aquele que transmite a tradição.

KUPUNA: Os anciãos, os sábios, os avós.

UHANE: Termo que costuma ser traduzido de forma errônea e significa "a parte divina da pessoa". Refere-se ao reconhecimento, por parte do indivíduo, de seu próprio espírito divino. Segundo a anciã e mestra havaiana Aunty Mahealani, o aspirante se torna *uhane* quando toma consciência de sua verdadeira natureza – de que é um ser de energia – e decide seguir o caminho do despertar para as leis do universo. Para marcar essa passagem, o *kumu* chama seu discípulo de *uhane*, para lembrá-lo de seguir sempre em frente no caminho que conduz ao *pono*.

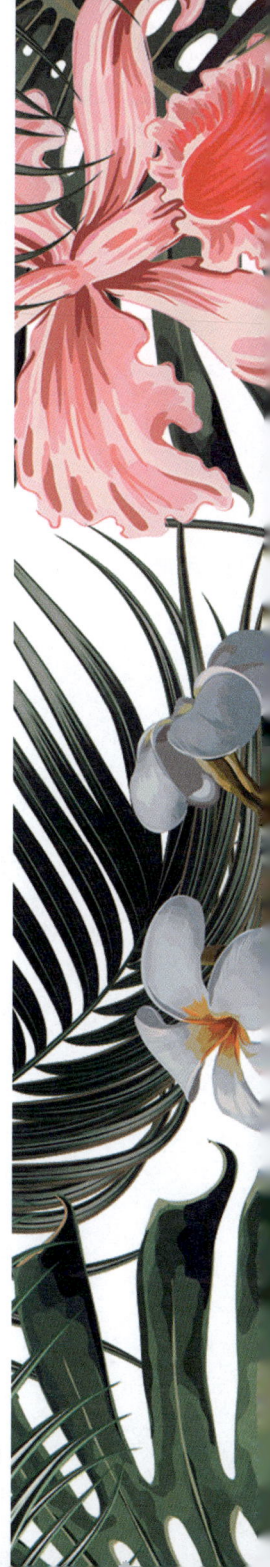

CAPÍTULO 1

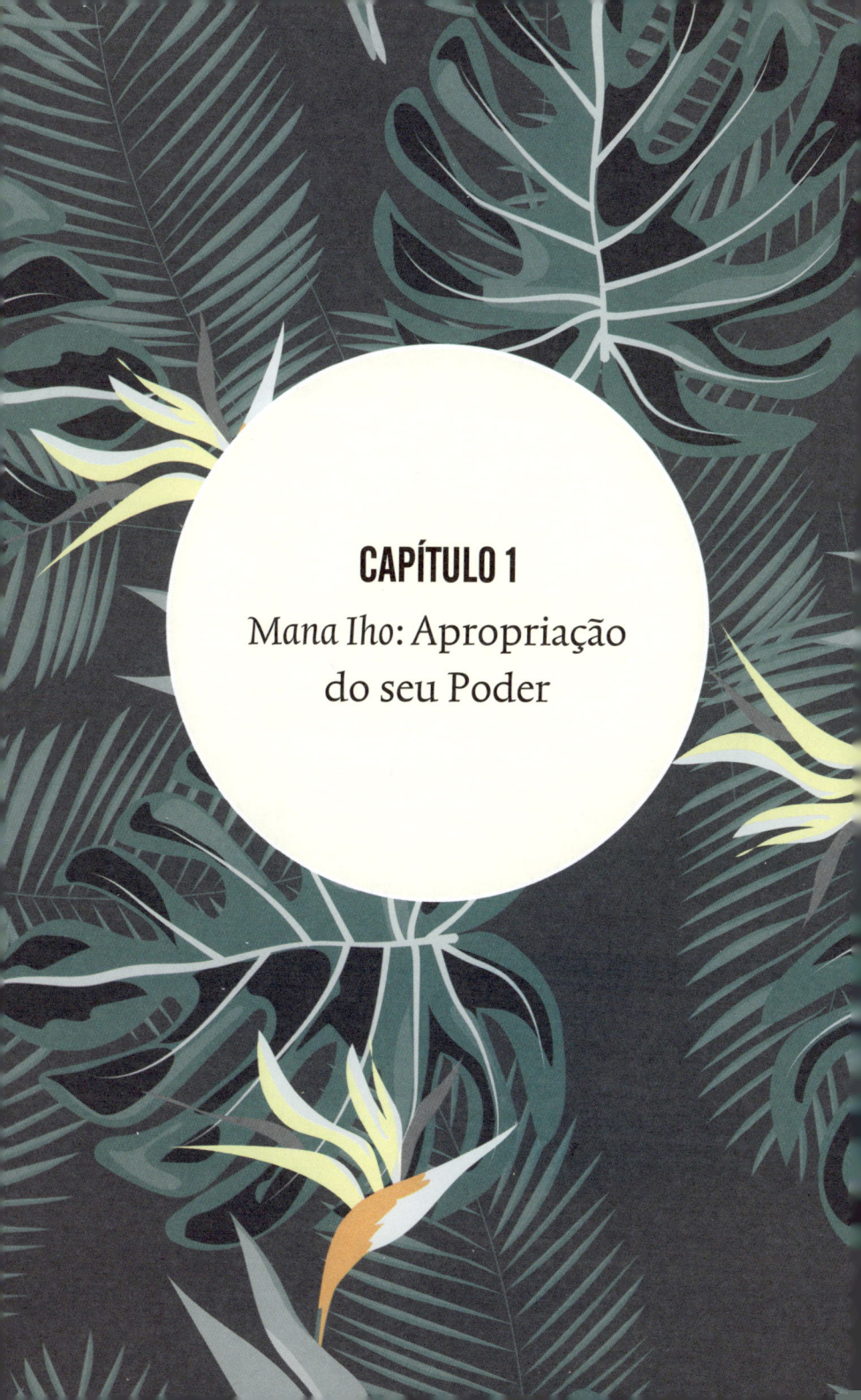

Mana Iho: Apropriação do seu Poder

Desde pequenos, fomos levados a crer que não temos poder algum sobre o mundo que nos cerca e que temos de aprender a ser fortes e suportar as agruras da vida. Crescemos pensando que somos vítimas à mercê das circunstâncias.

Quando essas circunstâncias são positivas, é fácil aceitá-las. Podemos dizer que a sorte está do nosso lado e que a vida é bela. Por outro lado, se as coisas mudam para pior (ou se passamos a vê-las dessa maneira), colocamos a culpa no resto do mundo e pensamos que a vida está sendo injusta conosco. Negamos a realidade e nos recusamos a aceitar as coisas como são.

Os sábios e sábias do Havaí nos ensinam que temos o poder de mudar nossa realidade. Temos o poder de atrair para a vida certas experiências pelas quais "pedimos", com ou sem consciência.

Não somos marionetes; pelo contrário, somos os protagonistas de nossa vida. Temos a capacidade de influenciar os acontecimentos e, mais importante, de escolher como reagir a eles. Com essa nova percepção, tudo muda de figura! Podemos alterar a paisagem da vida com pensamentos, intenções e inspirações, vivendo de maneira diferente.

- Temos o poder de escolher nossos pensamentos.
- Temos o poder de fazer escolhas a cada momento e definir a cor da paisagem em que vivemos.
- Temos o poder de controlar as emoções que podem nos desencaminhar rumo a dramas internos e desastres imaginários.
- Temos o poder de realizar, no mundo físico, ideias que desenvolvemos no pensamento.

E é isso o que acontece: temos o poder de escolher e podemos usá-lo para nos tornarmos criadores de nossa vida. Devemos tirar proveito da vida, não a suportar! A cada momento, temos escolhas: podemos usar esse poder para o nosso bem ou ignorá-lo.

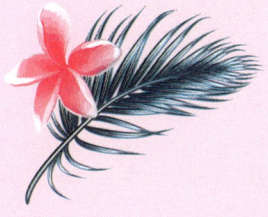
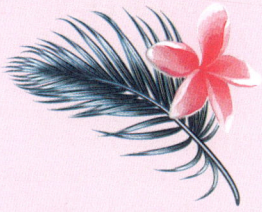

As cores de uma pintura não dependem
de acontecimentos externos,
mas de escolhas feitas pelo artista.

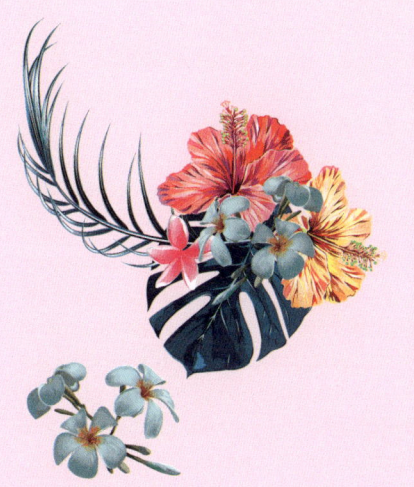
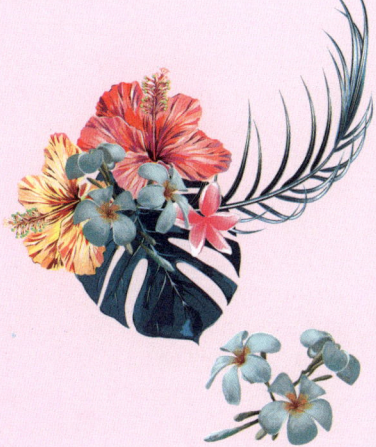

DESENVOLVIMENTO DE UMA PERSPECTIVA DIFERENTE SOBRE O MUNDO AO REDOR

Há muito tempo, o mundo ocidental decidiu como devemos ver a realidade. Essa visão é baseada em dois grandes princípios que, para nós, tornaram-se crenças absolutas, noções que tomamos como verdadeiras sem jamais as questionar.

- ❀ Se algo não pode ser visto nem medido, não existe.
- ❀ Somos mecanismos ambulantes: o corpo e os cinco sentidos são nossa única realidade e não somos nada além disso.

Essa é a visão de mundo que a sociedade nos impôs como a única possível, embora não seja mais verdadeira que as noções adotadas por outras culturas. As certezas nas quais baseamos nossa vida são meras construções mentais. É como se alguém nos tivesse colocado um par de óculos que distorce a visão, de modo que só possamos ver o mundo de determinada maneira, sem liberdade para adquirir novas percepções e adoráveis habilidades.

A sociedade havaiana optou por interpretar a vida de maneira diferente da materialista ocidental. Ela nos convida a descobrir essa outra realidade do mundo, imperceptível aos olhos físicos, mas que cura nosso mal-estar e nos torna mais fortes. Trata-se de uma compreensão que nos liberta da escravidão, de viver à mercê de tudo o que nos acontece, permitindo que nos tornemos protagonistas responsáveis pela nossa vida. Precisamos, no entanto, de uma grande dose de coragem e mente aberta: não é fácil perceber que somos poderosos e responsáveis pelos nossos atos, pelas escolhas que fazemos a cada momento e pela maneira como vemos os acontecimentos que definem o curso de nossa vida.

Para além do corpo físico, dos cinco sentidos, outra realidade vem surgindo: o mundo das energias.

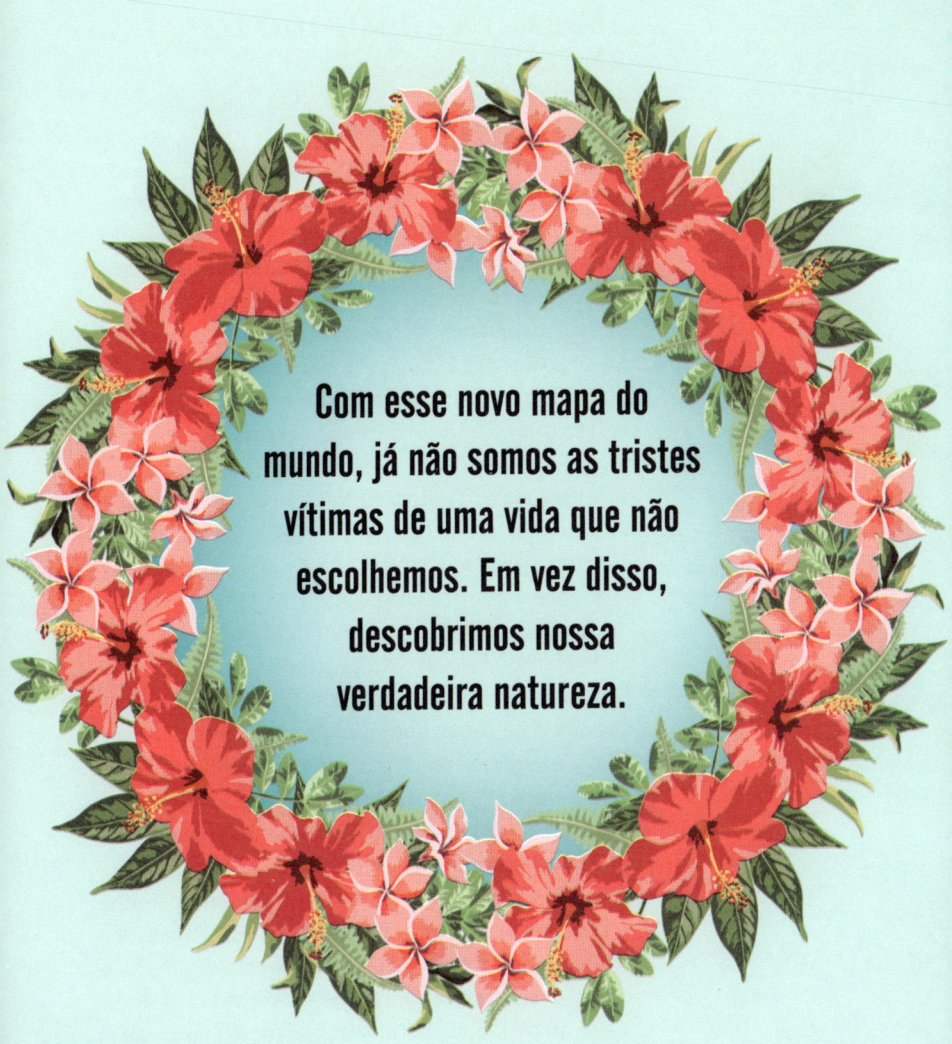

Com esse novo mapa do mundo, já não somos as tristes vítimas de uma vida que não escolhemos. Em vez disso, descobrimos nossa verdadeira natureza.

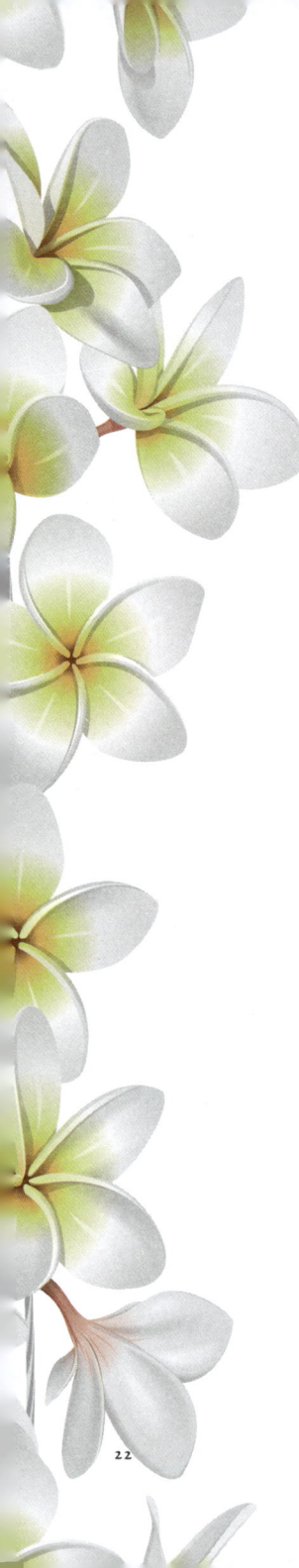

ABERTURA AO MUNDO DAS ENERGIAS

O único detalhe é que você não conseguirá "ver" tudo o que será dito nas páginas seguintes. Usemos uma analogia: não vemos a lei da gravidade, mas apenas suas consequências. Do mesmo modo, não conseguimos ver essas energias em ação, mas apenas os seus benefícios. O mundo das energias e as leis que o governam são invisíveis. Esse mundo pode ser percebido por meio de sentidos que são subdesenvolvidos na cultura ocidental: a intuição, a inspiração e a imaginação. Os mestres havaianos nos conduzem a um mundo diferente daquele com que estamos acostumados. Vamos pôr a imaginação para trabalhar e permitir que ela nos transporte a esse novo entendimento.

Os próprios cientistas atuais já provaram que tudo na Terra é feito de uma energia tão densa e "amalgamada" que acaba se tornando perceptível aos cinco sentidos. Vemos e sentimos as coisas porque a energia, ao se tornar mais densa, transforma-se em matéria – mas a matéria é só a ponta do *iceberg*. No mundo do infinitamente pequeno, o que acontece é outra coisa. A matéria é feita de energia, átomos, ondas e partículas móveis, que circulam em um vazio "ordenado". A comunidade científica está começando a dar nomes aos fenômenos fascinantes que vêm sendo estudados e descobertos a cada dia: a física quântica e a teoria das cordas são apenas dois exemplos bem conhecidos.

Tudo no universo é feito de energias móveis que interagem e trocam informações entre si o tempo todo. Nessa nova visão de mundo, o corpo não é feito apenas de matéria densa e sólida, mas também, e de forma mais significativa, de energia.

Nós a percebemos como sólida – podemos tocá-la e ela parece muito real –, mas essa percepção é apenas parte da realidade. A aparente solidez é só um vazio repleto de energias circulantes. Se nossos olhos fossem diferentes, poderíamos perceber, além da matéria, esse perpétuo movimento da energia.

Imagine que pudéssemos pôr óculos especiais a fim de ver, para além do mundo material, a energia movimentando-se em toda parte ao redor – em nós mesmos, nas outras pessoas, nas mesas e cadeiras, e por aí vai. Veríamos ondas em toda parte.

Nenhum tipo de matéria – mineral, vegetal, animal ou até feita pelo homem – teria densidade. Veríamos apenas bilhões de átomos organizados em diferentes formas e combinações e, entre essas formas, ondas de energia penetrando-as, entrando e saindo delas em uma corrente infinita de ondas em movimento, comunicando-se umas com as outras e trocando dados.

É algo incrível de se pensar: há milênios baseamos nossa vida em uma crença limitante, e isso apenas com base nas limitações dos cinco sentidos. Acaso conseguimos ouvir os ecos dos sons que o morcego

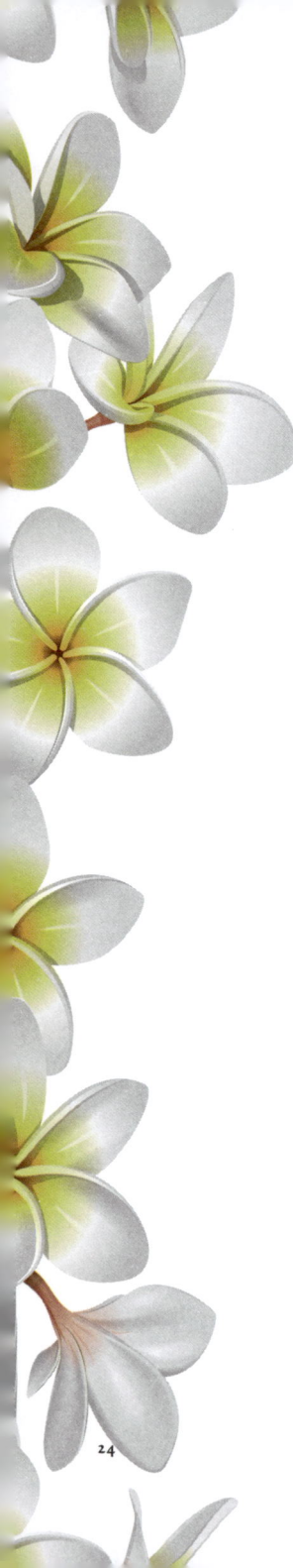

emite para se orientar no escuro? Nossa visão é tão precisa quanto a da águia, que identifica sua presa lá no alto do céu?

Se eu só confiasse no que vejo, acreditaria que é o Sol que gira em torno da Terra, e não o inverso. Acaso vejo ou sinto a força da gravidade, que faz um objeto cair ao chão? Não. Apesar disso, é certo que a lei da gravidade existe, e ninguém a põe em questão. Ela existe, mas não a vejo; o que vejo é somente o resultado de seu poder: o objeto caindo ao chão.

Boa parte do que constitui o mundo não pode ser percebido pelos cinco sentidos, mas isso não significa que não exista! Não vemos a verdade toda; vemos apenas a minúscula parte que conseguimos captar com nossos sentidos limitadíssimos. Os grandes anciãos do Havaí nos ensinam outra verdade: a do mundo das energias, que é tão "real" quanto este, embora não perceptível aos sentidos, e sim de outra maneira.

Os anciãos nos ensinam que, para compreender o mundo e procurar levar uma vida pacífica e feliz, precisamos ir além das aparências e desvelar o mistério do mundo das energias. As crianças do Havaí vivem imersas nessa percepção. Toda noite, os anciãos lhes contam histórias para ajudá-las a desvendar o invisível. Tudo na vida cotidiana é uma oportunidade de educar as crianças, a fim de que desenvolvam faculdades especiais que lhes permitam comunicar-se com a natureza e exercer controle sobre a mente.

Todas as coisas na Terra são conectadas pela mesma energia, que assume diferentes formas e "viaja", tornando-se mais densa quando nos concentramos nela. Temos o poder de escolher para onde direcionar nossa atenção. Podemos escolher as cores que vamos pôr na tela. Esse é nosso grande poder!

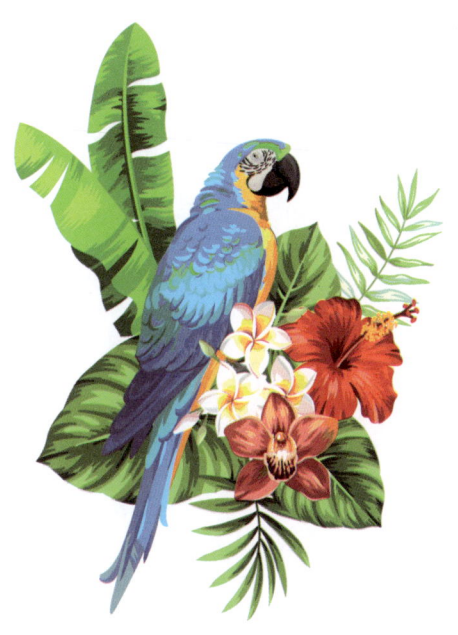

Nossa natureza não é material, mas energética.
O corpo é pura energia, a qual é a origem
de nossa verdadeira natureza.

Ke Akua: A Energia Universal

A energia de que somos feitos é a mesma para todos. É uma coisa só: indivisível e neutra. Essa energia universal é como um fio que une todas as coisas, desde os animais até os minerais. Mantemos conexão permanente com tudo o que nos rodeia. Mas, por não podermos ver essa conexão, não temos consciência dela.

Tudo na Terra é uma manifestação da energia universal, na qual vivemos imersos sem perceber. É ela que nos dá a vida – essa vida que voltará ao grande oceano das energias quando passarmos para "o outro lado do arco-íris", como a anciã e mestra havaiana Aunty Mahealani diz, referindo-se à morte.

Somos como bilhões de garrafas à deriva no oceano. Essas garrafas encontram-se sempre ligadas ao oceano pelo gargalo, por meio do qual a água entra nelas. São nossos invólucros físicos e mentais, nossos "recipientes". Cada garrafa é única, pois sua forma jamais se repete. Cada garrafa poderia dizer: "Sou única, sou a única, existo eu e existem os outros". Essa é a ilusão das aparências! A diferença está apenas na forma externa, pois a água é a mesma em toda parte, dentro das garrafas e ao redor delas. Somente o oceano infinito existe. Todos os seres vivos na Terra estão em permanente contato com o mundo ao redor – com outros seres vivos, mas também com seu ambiente e todo o universo.

Em seu livro, a escritora Nana (Nancy) Veary conta uma história de infância com a qual podemos aprender: quando missionários brancos começaram a invadir as ilhas, impondo suas crenças à força, um desses *haole* (veja a página 15) veio certo dia à casa da avó de Nana. A pequena Nana se surpreendeu ao ver a avó sorrir para o desconhecido e oferecer-lhe comida. Perguntou-lhe por que lhe abrira a porta. A avó respondeu: "Eu não estava alimentando o homem, mas recebendo o espírito de Deus dentro dele".[2]

Assim, em todo ser humano, qualquer que seja a sua aparência ou o seu caráter, quer seja odioso ou adorável, os havaianos sábios veem um pedacinho da energia universal e devem, portanto, respeitar a pessoa que porta essa energia. Essa visão do mundo e de homens e mulheres nos encaminha para a empatia e a compaixão. Todos somos feitos do mesmo molde energético. Não estamos fora dessa energia; somos um fragmento dela. Esse fragmento é chamado, às vezes, de "ser interior", "ser energético" ou "ser divino".

Nosso poder é tão imenso que podemos tomar consciência da energia que nos rodeia e que está dentro e além de nós. Podemos influenciar nossa vida por meio dessa consciência. Nosso maior potencial como seres humanos é a oportunidade de adquirir essa consciência e agir de acordo com ela. Somos capazes de acessar esse campo infinito de energia.

A separação é uma ilusão. Para além das aparências, somos diferentes formas da mesma origem: a grande origem universal, a grande energia, o divino. Seja qual for o termo que usemos, resta o fato: somos irmãos e irmãs, com a mesma origem.

Essa sabedoria, consolidada no Havaí há milhares de anos, imprimiu nas ilhas uma cultura de tolerância e aceitação das diferenças. Resultou no mais profundo respeito por todas as formas de vida terrestre – algo que a falecida Nana Veary, uma sábia criada nessa tradição, chamava de "reverência à vida". O espírito de *aloha* das ilhas nos lembra:

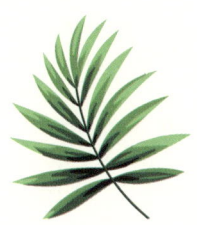 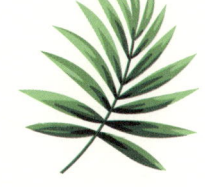

Aloha é ser parte de tudo

E tudo ser parte de mim.

Quando há dor, a dor é minha.

Quando há alegria, também é minha.

Respeito tudo o que existe como parte do Criador e parte de mim.

Não vou ferir, de propósito, nenhuma pessoa ou coisa.

Quando precisar me alimentar, tomarei só o que me for necessário e explicarei por quê.

A terra, o céu, o mar são todos meus e estão sob os meus cuidados, para que os ame e proteja.

Isso é o Havaí. Isso é aloha!

Todas as vidas terrestres devem ser respeitadas como parte da energia universal. Não se deve tomar a vida de outro ser vivo sem ter a consciência exata do que se está fazendo. Matar um animal ou arrancar um vegetal não são atos triviais. Antes de sacrificar uma vida, os caçadores e pescadores havaianos agradecem ao animal por seu sacrifício. Antes de usar uma planta e aproveitar-se de seus benefícios, o ritual consiste em agradecer-lhe por nos conceder esse precioso dom da vida.

Aprendermos a nos comunicar com tudo ao redor é uma lição que a vida nos ensina a cada momento. Tudo se torna comunicação – uma conexão invisível e benévola.

Essa energia que nos rodeia e da qual somos feitos se chama *ke akua*. No decorrer dos séculos e pelo mundo afora, foi chamada por muitos nomes, mas permanece sempre a mesma: infinita, despojada de qualquer julgamento. Não podemos atribuir-lhe intenções, como algumas religiões quiseram nos fazer crer. A energia universal não pune, não condena nem julga. Não há um grande ser que habita o céu, condenando todos os maus atos e recompensando os bons.

A energia universal é neutra: nas leis do universo, não se trata de quem está certo ou errado ou quem agiu bem ou mal. O universo não se interessa em formar juízos, os quais são meros resultados do modo pelo qual nossa mente interpreta as coisas. A energia universal não "quer" nada nem tem nenhuma expectativa. Existe apenas para atender às intenções voluntárias ou involuntárias de cada um. Ela se dirige para onde quer que nossa atenção – coletiva ou individual – esteja concentrada, assumindo a cor dessa atenção, seja ela positiva ou negativa. Essa imagem da vida tem dois lados: *ke akua* – a energia universal – e a vontade humana.

Os ensinamentos havaianos nos encorajam, com suavidade, a adentrar uma nova forma de aceitação. *Ke akua* nos dá a liberdade de escolha em relação àquilo sobre o que antes não tínhamos escolha: podemos escolher "ver" e usar essa escolha em nosso favor ou podemos agir como se ela não existisse e sofrer seus efeitos – como uma folha ao vento. É esse o poder que temos, e o ho'oponopono nos ensina a viver todos os dias com essa nova consciência, para podermos nos tornar cocriadores da vida.

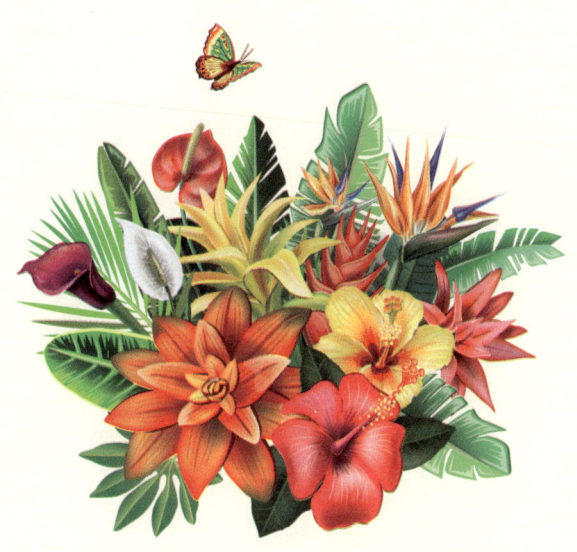

Quando começamos a perceber o mundo com o olhar dos anciãos, cria-se uma dinâmica surpreendente: quanto mais percebemos a energia ao redor, mais ela se revela. Uma vez que abrimos os olhos, eles já não podem se fechar.

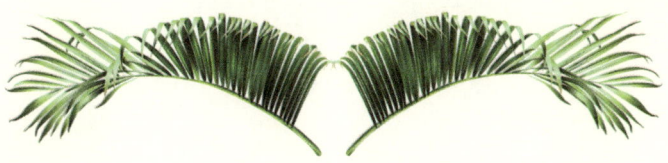

PENSAMENTOS: ONDAS PODEROSAS

Com essa nova aceitação do mundo, onde tudo é energia em perpétuo movimento, os pensamentos adquirem uma nova dimensão: também são energia, informações que enviamos ou recebemos. O Buda estava de acordo com o pensamento havaiano quando disse: "O que somos hoje vem dos nossos pensamentos de ontem, e nossos pensamentos de hoje constroem a vida do amanhã. A vida é uma criação da nossa mente".

Os pensamentos são como ondas que dirigimos a nós mesmos, aos outros, ao futuro e ao mundo. Têm uma ressonância particular à qual o universo responde. Procure imaginar que todo pensamento que sai da sua cabeça emite uma frequência, um som, que interage com a grande sinfonia do mundo. Alguns efeitos são invisíveis. Apesar disso, esses pensamentos mudaram algo em algum lugar. Segundo os anciãos, todo pensamento tem consequências. São "forças" enviadas ao universo para produzir um efeito, quer desejado, quer inconsciente.

Podemos comparar os pensamentos a ondas de telefones celulares. Quando usamos o celular, não vemos as ondas saindo do aparelho e viajando até o celular do interlocutor. No entanto, elas existem e transmitem informação. Tal como essas ondas dos celulares, nossos pensamentos têm influência, têm consequências, um resultado visível ou invisível. O pensamento não é uma coisa trivial! A cada pensamento nosso, um aglomerado de pequenas ondas voa rumo a seu destino, seja este nosso próprio ser, sejam outras pessoas.

A menos que tomemos a decisão de morar em um *ashram* e meditar quatro horas por dia ou de praticar *zazen* por vinte anos, não conseguiremos parar o fluxo dos pensamentos. Podemos, no entanto, aprender a controlá-los um pouco mais. Podemos decidir limitar o espaço que deixamos aos reflexos inconscientes e automáticos.

Os anciãos, cientes do poder do pensamento, adquiriram uma poderosa disciplina da "transmutação" das palavras e dos pensamentos a fim de imergirem em energias benéficas, fontes de alegria e abundância. Foi uma escolha deles!

Assim que uma palavra ou um pensamento negativo – de julgamento ou condenação – entra em sua consciência, os anciãos o reconhecem, pedem perdão (depois de dizer algo de que se arrependem, dizem, por exemplo, "minha boca cometeu um erro") e o substituem de imediato por outra palavra ou outro pensamento, dessa vez mais construtivo sob a perspectiva do *pono*.

O mais interessante é que, hoje em dia, os cientistas são capazes de demonstrar a influência que os pensamentos têm sobre nosso estado de saúde, nosso coração e muitas outras coisas.[3]

Proponha-se, então, esta pergunta muito simples: o que vou escolher? Quero continuar inconsciente dos meus pensamentos e, assim, deixar que seus efeitos positivos ou negativos girem pela minha cabeça a esmo? Ou, pelo contrário, vou decidir observá-los e controlá-los o máximo possível, a fim de melhorar de forma consciente minha vida cotidiana?

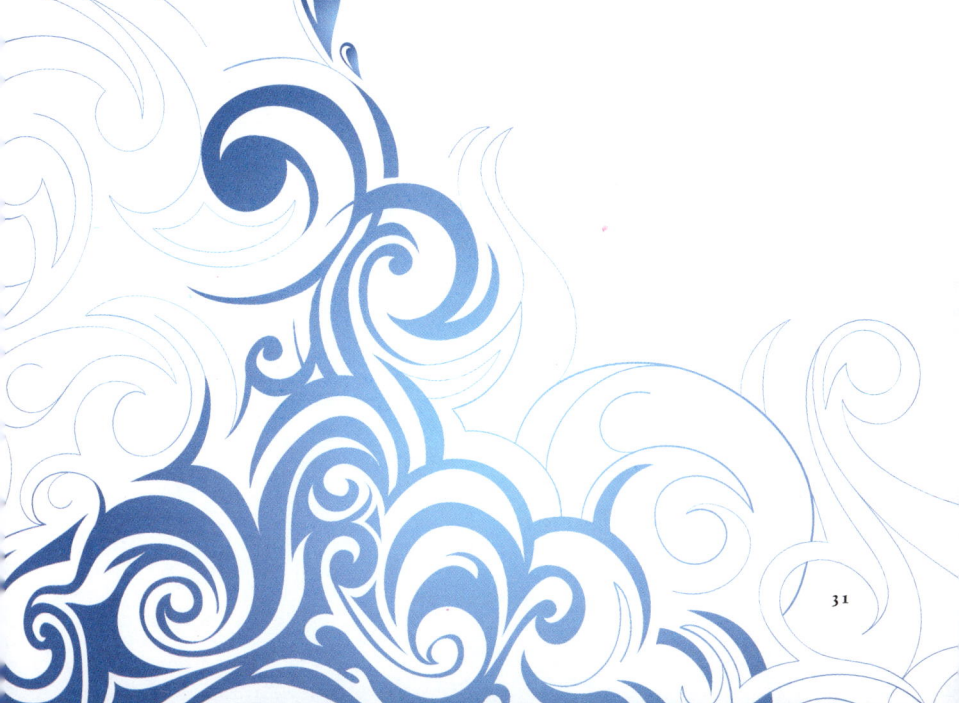

A LAGOA PROFUNDA DA ENERGIA NEGATIVA

Os programas de televisão são bons para percebermos em que medida mergulhamos nas emoções negativas: violência, medo, ansiedade e desastre são, em geral, os principais valores ali veiculados. Alimentamos o lado obscuro da natureza humana e gostamos de fazê-lo. O que você acha que acontece quando vai dormir depois de assistir a um filme violento? Em que direção correm seus pensamentos? Em que tipo de energia se encontra envolvido? Quer queira, quer não, a influência dessas imagens e dos pensamentos que elas despertam afetam seu estado mental.

Nossa maneira de pensar e ver as coisas muitas vezes nos leva a focar em primeiro lugar na garrafa vazia, dando origem a centenas de pensamentos negativos todos os dias. Isso começa quando acordamos e continua até o momento de dormir. Fomos treinados para fazer isso desde a infância!

Caroline Myss, que fez pesquisas muito significativas nesse campo, nos diz: "Seja qual for o seu conteúdo, os pensamentos se infiltram no corpo na forma de energia, uma energia cuja natureza é emocional, mental, psicológica ou espiritual. Eles dão origem a respostas biológicas que são, então, registradas na memória das células".[4]

Quando tomamos ciência do efeito importante que os pensamentos e as emoções têm sobre o corpo, começamos a perceber que, para garantir a saúde e a harmonia, devemos prestar bastante atenção à qualidade deles. Segundo Myss – e muitos outros pesquisadores e terapeutas concordam com ela –, a doença é um grito de socorro do corpo, cujas memórias se acumularam, tornaram-se opressivas e precisam ser purificadas. Em vez de deixar tudo "explodir" e causar danos, o melhor é ir higienizando essa memória corporal à medida que avançamos.

Que tal? Vale a pena tentar, e, se perceber que se sente melhor, o bom senso sugere que continue praticando esse processo.

O PROCESSO DA CONSTANTE TRANSMUTAÇÃO DOS PENSAMENTOS

Esse processo é simples, mas exige atenção contínua: resume-se a deixarmos de apertar os mesmos botões dos pensamentos negativos. *Transmutar* significa transformar uma coisa em outra. Esse é um dos poderes que temos: podemos transformar energias pesadas e deprimentes – fontes de conflitos e dramas internos e externos (que os havaianos chamam de *pilikia*) – em energias leves, pacíficas e positivas, que permitirão que nos acalmemos e aproveitemos a vida.

Trata-se de uma tarefa que se faz a cada momento. O processo, como dito antes, é simples: quando um pensamento negativo entra em nossa mente, devemos aprender a reconhecê-lo como tal e deixá-lo partir sem julgá-lo. Deixe que ele siga em frente, sem lhe dar a oportunidade de lançar raízes em sua mente. Uma vez que os pensamentos influenciam e dirigem nossa vida cotidiana, vamos nos concentrar em coisas que nos tragam boas sensações!

Aprendendo a expulsar os pensamentos negativos

Faça um experimento muito simples. Observe seus pensamentos ao longo do dia. Deixe um caderninho à mão e anote alguns pensamentos negativos que lhe passarem pela cabeça, dos mais básicos aos mais complexos. Eis alguns exemplos:

- Estou cheio de ficar com raiva!
- Meu relacionamento está no fim.
- Estou cansada.
- Não gostei do comentário dela.
- Estou gorda demais.

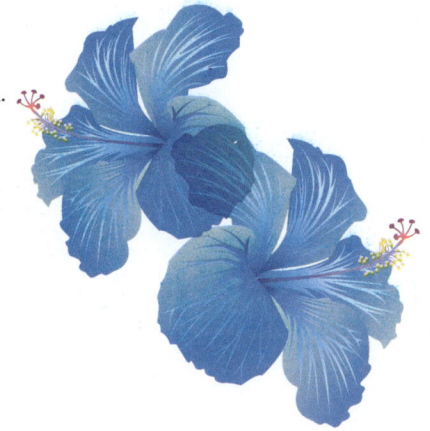

Cada vez que tomar consciência de um pensamento desses passando-lhe pela cabeça, transmute-o – transforme-o em outra coisa. Adote novos hábitos. Comece agora mesmo!

- "Estou cheio de ficar com raiva" pode ser substituído por "Quero ficar em paz".
- "Meu relacionamento está no fim" pode se tornar "Meu parceiro e eu estamos caminhando aos poucos rumo à reconciliação".
- "Estou cansada" pode se tornar "Quero descansar".

Quanto menor o número de pensamentos negativos, mais clara será sua mente e mais você entrará em uma espiral de boas energias, que alimentará seu ser interior, deixando-o pleno e satisfeito. Sua saúde psicológica e emocional vai melhorar aos poucos e ganhará mais colorido. Sua imagem da vida começará a mudar, e você mudará junto com ela.

Ao estimular a energia positiva com a maior assiduidade possível, consolida-se uma intenção que atrai a energia universal para a frequência que você vem emitindo. Os matemáticos dirão que é uma questão de probabilidade: a chance de termos experiências agradáveis aumenta quando nosso estado mental é agradável.

A anciã havaiana Aunty Mahealani, que ensina uma forma tradicional de *pono* chamada *ho'opono pono ke ala*, recomenda que esse experimento de transmutação seja realizado durante 21 dias – um novo programa de *fitness* mental para "atrair" boas energias.

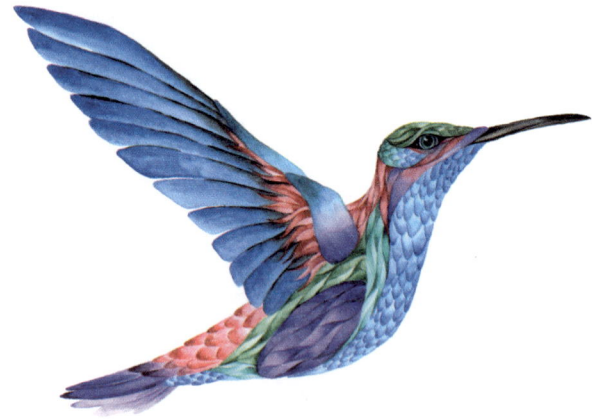

A SABEDORIA DOS ANCIÃOS

Eis a dica da anciã e mestra havaiana Aunty Mahealani: "A mudança das energias começa com a decisão firme de mudar. Em seguida, comece a reprogramar seus pensamentos, emoções e ações. Estabeleça um programa de 21 dias durante o qual você vai acompanhar e controlar cada pensamento, emoção e ação, a fim de torná-los positivos. Trata-se de um programa de "autoadministração". Não deixe de incluir nesse processo o bom humor, a flexibilidade, o amor e o perdão. Mudar sua programação é a chave para criar as condições perfeitas para uma vida de abundância".

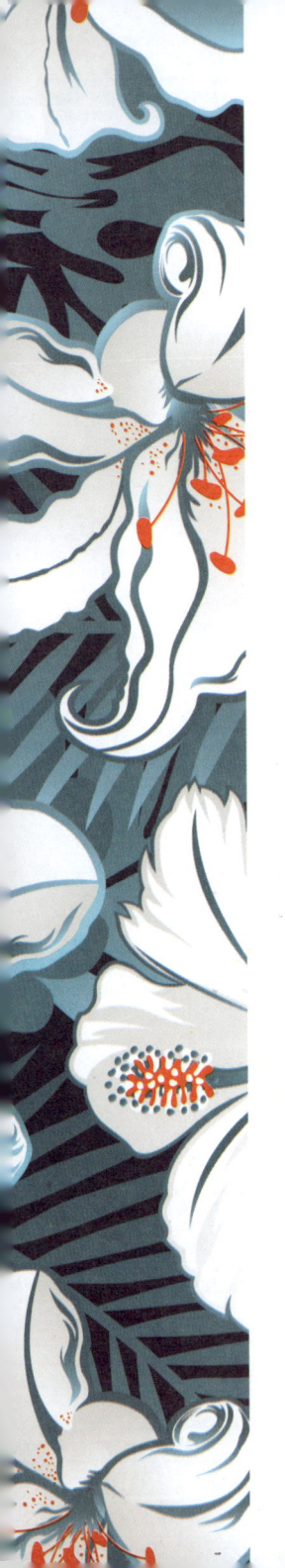

Ao viver um conflito, um embate ou uma dificuldade de comunicação com certa pessoa, ou diante de um acontecimento desagradável, o que você vai decidir fazer? Não esqueça: a responsabilidade é sua! Quando um confronto surgir no horizonte, lembre-se de que qualquer situação pode promover seu desenvolvimento pessoal e que cada momento é exatamente do jeito que deve ser. Aceite-o sem prejulgamento e aproveite-o para aprender uma nova lição de vida. Sempre é possível escolher entre entrar na batalha e consumir sua energia ou, em vez disso, deixá-la de lado por haver concluído que o esforço não vale a pena.

Os benefícios da prática logo se tornarão evidentes. Será surpreendente ver seu ambiente mudar e, em especial, seu humor e sua comunicação com as outras pessoas. A escolha consciente das cores que comporão seu mundo interior o fará mudar de perspectiva.

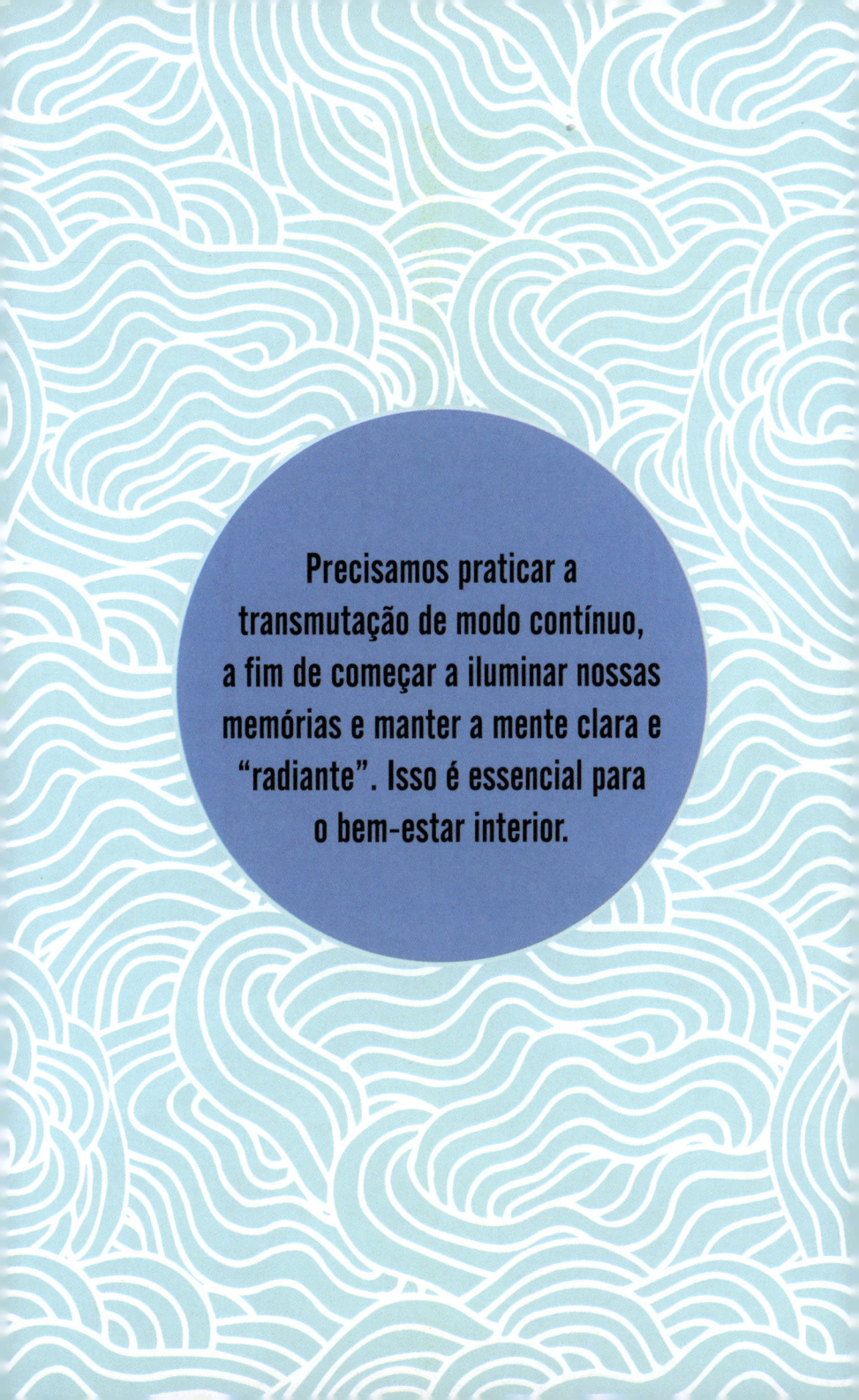

Precisamos praticar a transmutação de modo contínuo, a fim de começar a iluminar nossas memórias e manter a mente clara e "radiante". Isso é essencial para o bem-estar interior.

A LEI DA MANIFESTAÇÃO: TUDO COMEÇA COM UM PENSAMENTO

No fim da vida, Einstein disse: "A imaginação é tudo. É a pré-estreia das próximas atrações da vida". Essa frase por si só resume a lei da atração, ou manifestação.

Os anciãos havaianos, como tantos outros sábios e sábias pelo mundo afora, acreditam que a energia universal é atraída para o "lugar" onde nossa atenção se fixa, produzindo a experiência que foi solicitada, seja esta positiva ou negativa. A energia universal não faz julgamentos; em geral, atua de acordo com o que lhe foi solicitado.

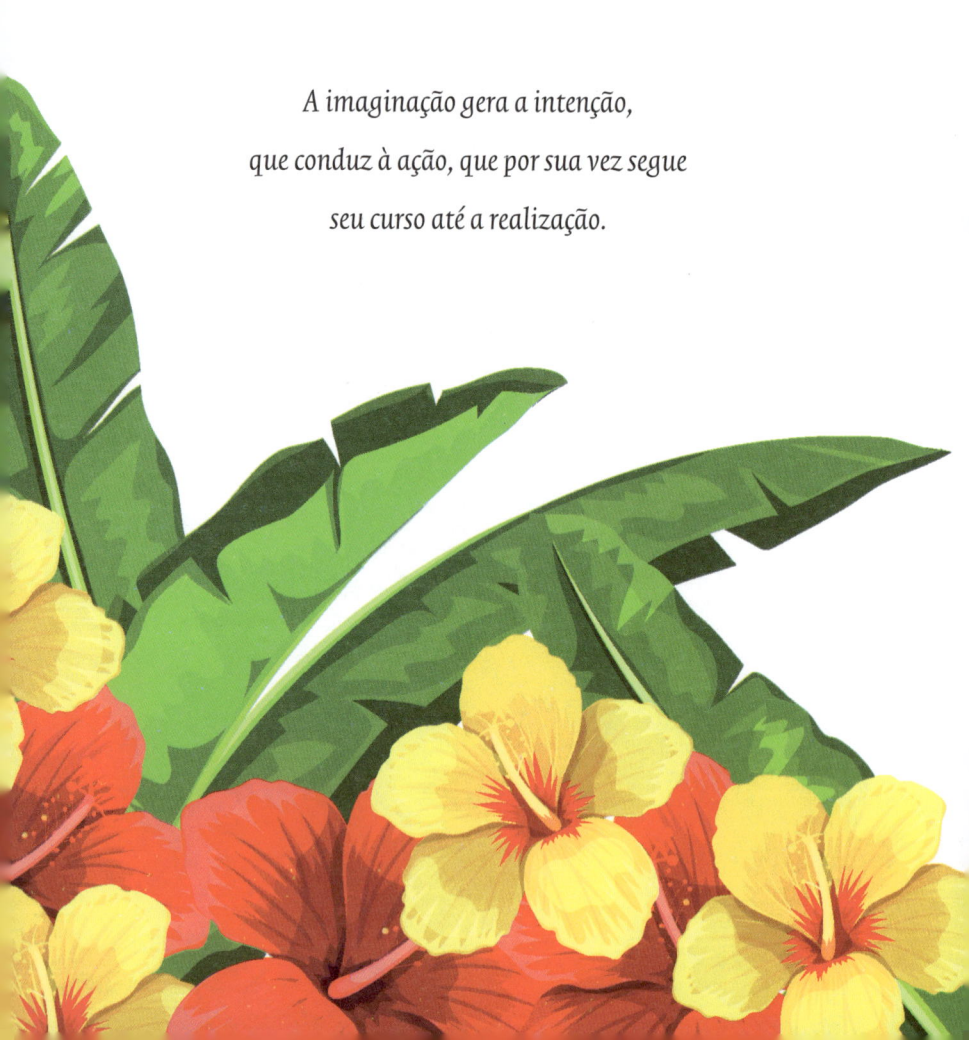

A imaginação gera a intenção,

que conduz à ação, que por sua vez segue

seu curso até a realização.

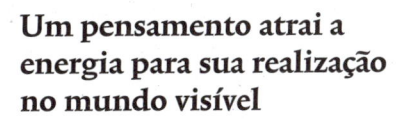

Um pensamento atrai a energia para sua realização no mundo visível

A lei da manifestação, ou atração, é uma lei simples que expressa uma ideia simples: o pensamento é uma força – uma energia específica que enviamos ao universo. Os pensamentos são como ímãs e exercem sobre as coisas um poder de atração.

Essa lei é reconhecida por muitas tradições, há milhares de anos. Os havaianos a chamam *kanawai moaka'aka* – lei da manifestação ou "lei do sorriso". Muitas crianças ainda são educadas de acordo com essa tradição: acreditam que nada é impossível e que a mente é um poder por meio do qual cada pessoa pode moldar sua realidade.

O pensamento é um poder que precisamos levar a sério. Quando alguém diz "Eu quero...", a energia já está criada em sua intenção. Todos os pensamentos, portanto, podem atrair sua realização!

Temos a responsabilidade de controlar ao máximo os pensamentos, a fim de mudar nossa ressonância e assim atrair "coisas boas" que nos permitam evoluir e avançar rumo a uma alegria interior maior.

Para isso, é preciso nadar contra a corrente que nos é imposta pela sociedade. Temos de nos recusar a seguir cegamente a tendência geral de medo, incerteza e tristeza.

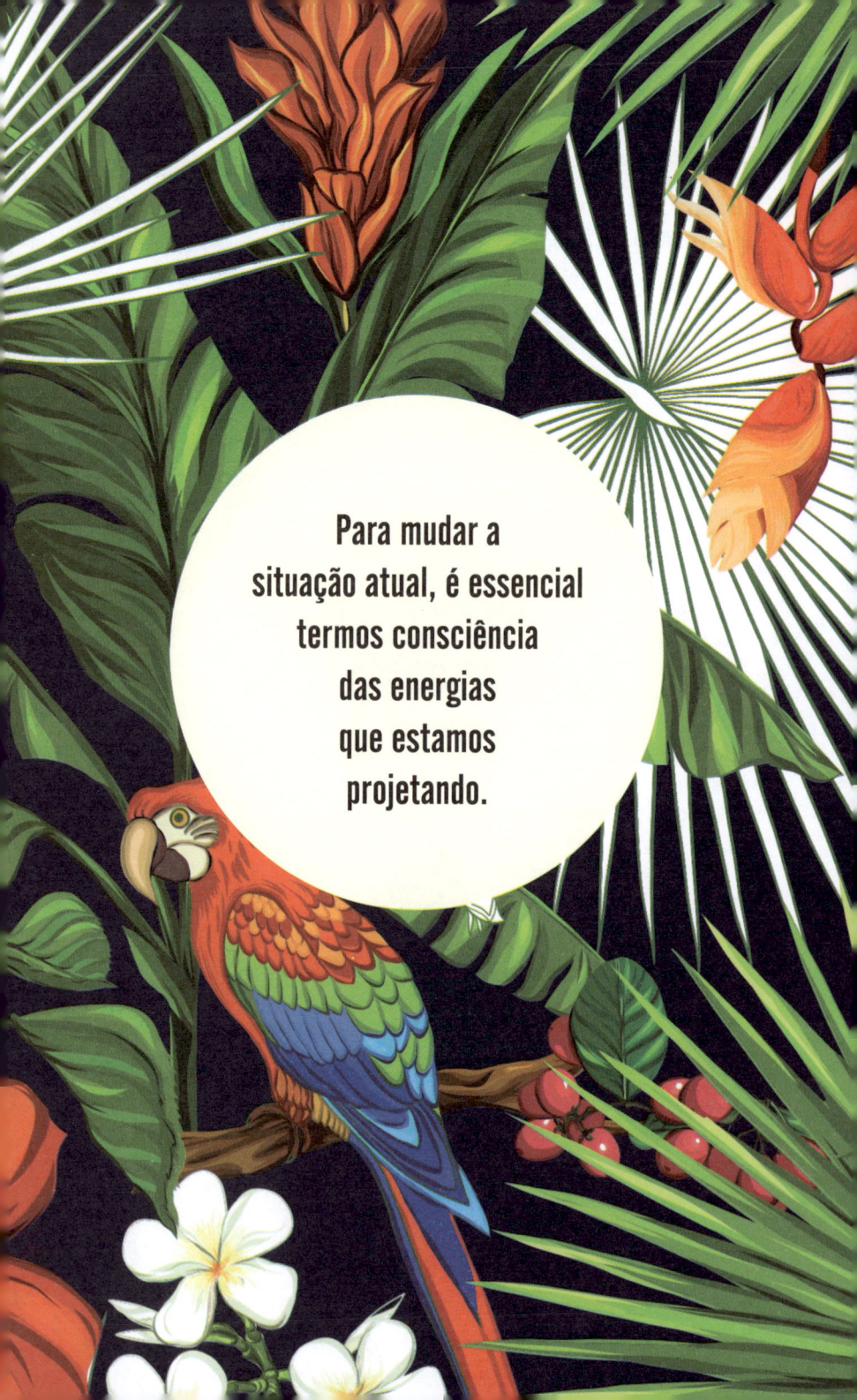

Para mudar a situação atual, é essencial termos consciência das energias que estamos projetando.

Por acaso temos consciência permanente dos pensamentos que estamos criando? Somos capazes de controlar os pensamentos que nos passam pela cabeça? Conseguimos mudá-los para que atraiam experiências positivas? A resposta a todas essas perguntas é "sim". Temos esse poder! Para mobilizá-lo, no entanto, precisamos de perseverança e disciplina.

No Ocidente, tendemos a deixar que a lei da manifestação siga o próprio curso, sem usá-la em nosso proveito. Uma vez que na maioria das vezes não temos consciência do poder dos pensamentos, deixamos que perambulem livres pela nossa cabeça, embora a maioria seja negativa ou crítica. Esses pensamentos todos emitem determinada ressonância, que é exclusiva para cada pessoa. Essa ressonância é a somatória de tudo o que pensamos, de nossas crenças, experiências e os juízos que formamos sobre as coisas.

Atraímos eventos e situações que correspondem a essa ressonância.

Se nos comportamos sempre da mesma maneira, se sempre encontramos os mesmos tipos de gente, isso se deve à ressonância que emitimos para o universo – mesmo que não tenhamos consciência.

Para completar o quadro: pelo fato de termos a tendência cultural de ver o lado negativo das coisas e expressar essa mesma negatividade em nossos pensamentos, colhemos o que semeamos. Na verdade, a maioria das pessoas tem a tendência natural de pensar no que não quer e concentrar a atenção no que lhe falta.

Prática da transmutação dos pensamentos

Quando dizemos "Estou cheio", a energia universal recebe uma vibração específica ligada a essa emoção sombria. Ao dizer isso, na verdade, atraímos inúmeras situações que nos farão sofrer a ressonância "solicitada". (Segundo as leis das energias, quando você pensa em algo, é como se tivesse solicitado que esse algo acontecesse.) Sendo assim, outras oportunidades de dizer "Estou cheio" se apresentarão na vida cotidiana. O círculo vicioso só terminará quando "pedirmos" outra coisa: se os nossos pensamentos se voltarem para outra direção, o resultado também será outro. Nossa realidade mudará! É como ouvir que, para ganhar, é preciso começar a jogar. Para vermos mudanças em nossa vida, temos de começar a pensar e viver "como se" tudo aquilo que queremos para nossa vida já existisse.

A lei da atração manifesta aquilo que pensamos; pouco lhe importa se dizemos "quero" ou "não quero" aquilo em que estamos pensando. Quando pensamos "quero sair das dificuldades financeiras", por exemplo, estamos pensando nas "dificuldades"; assim, a lei da atração manifestará novas dificuldades, e o círculo vicioso não será rompido. Em vez de pensar em "dificuldade", pense em "prosperidade". No começo, esse exercício mental não é nada fácil, pois a mente nos remete sempre de volta ao negativo, ao que está prejudicando nossa vida.

A ideia central é remover o "não" do pensamento, a fim de mudar de lado e expressar o "sim". A cada palavra negativa, é possível inverter a tendência e transformá-la em sua contraparte positiva.

Vale notar que persistir na luta "contra" é um desperdício de energia. Essa atitude nos leva a dar ainda mais atenção ao que nos contraria. Nesse momento, o pensamento contribui para alimentar o que não queremos, de modo que o efeito oposto se produz. Por isso, em vez de dizer ou pensar "sou contra a guerra", pense "quero a paz". A chave é pensar no que desejamos.

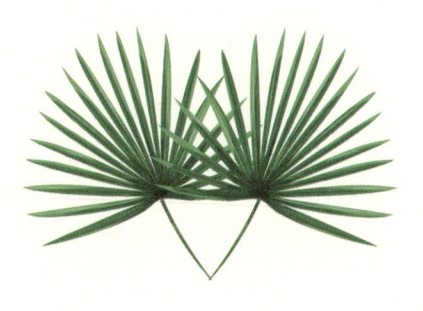

A prática constante de rastrear o pensamento pode se transformar bem rápido em um jogo empolgante. Você tem poder; tome a decisão de usá-lo!

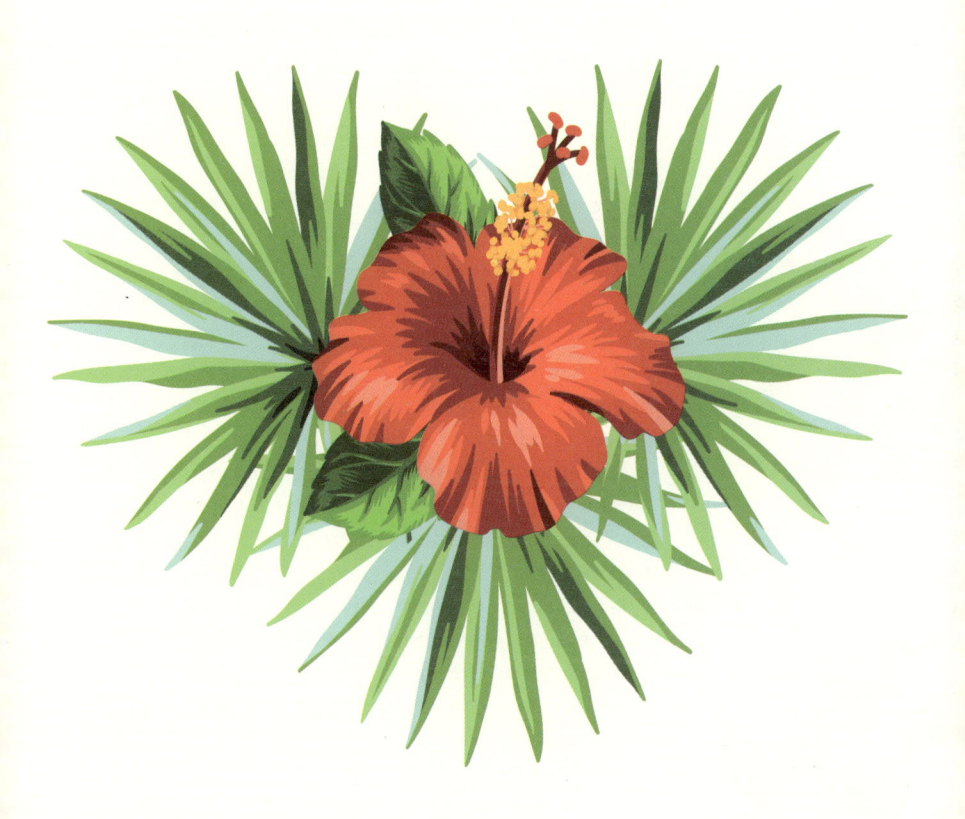

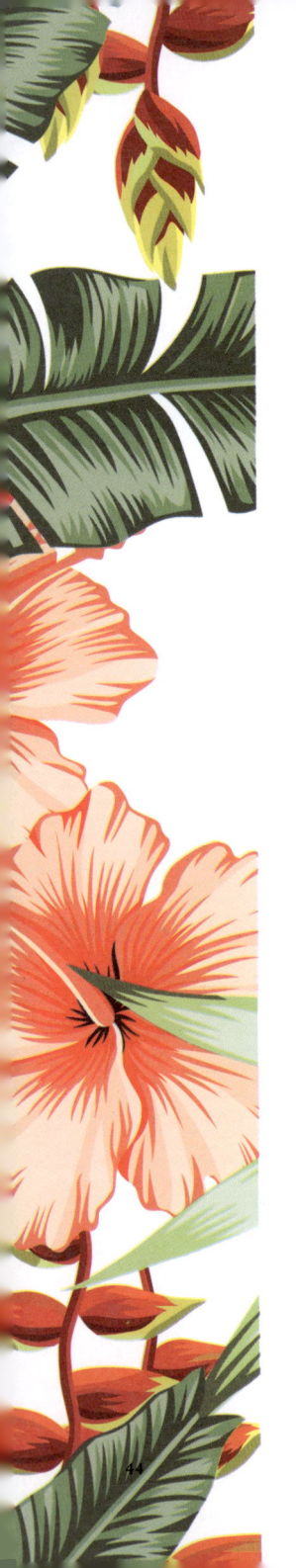

Como pôr a lei da atração em funcionamento na vida cotidiana

O que desencadeia a atração não é apenas a imagem que criamos na cabeça, mas também o sentimento que a acompanha (alegria, gratidão etc.). As duas coisas estão ligadas, e uma não existe sem a outra. A visão interior e os sentimentos nos ajudam a abrir uma porta para que a lei da atração possa se expressar.

A primeira coisa que precisamos fazer é ter certeza de que nossos pedidos sejam tão específicos quanto possível e permitir que o universo o saiba. Quanto mais clara for nossa intenção, mais rápido o fluxo de energia. A confiança e a sinceridade se encarregarão do resto.

Visão interior: como usar a imaginação

É como assistir a um filme dentro da cabeça. Os únicos limites à visualização são os que escolhemos. Com isso, uma nova forma se "imprime" no inconsciente – uma marca que abre o caminho para a realização da imagem. Com base na ideia, ela pode se transformar em realidade.

Começando com aquilo que quer para o futuro, visualize uma imagem que se assemelhe ao máximo ao seu desejo, seu sonho – e mantenha-a viva dentro de si. Toda manhã, toda noite antes de dormir e em vários momentos ao longo do dia, o desafio é recriar essa imagem escolhida.

Certas pessoas levam isso a outro patamar e representam sua "visão" em um desenho, ou encontram uma fotografia, que lhe corresponda. Contemplam-no com frequência e, assim, gravam-no profundamente em cada célula do corpo. Revivem essa realização e cultivam a alegria, a serenidade e uma satisfação profunda com a crença de que aquilo que pediram já existe.

Cultivando a crença de que aquilo que foi pedido já existe

Pode parecer estranho se alegrar com algo que ainda não existe. No entanto, essa coisa já está em algum lugar! Às vezes parece que demora para se realizar em nossa vida, mas, no mundo das energias, o tempo não existe. Cultivando a sensação de que algo já se realizou, atraímos ainda mais energia para o objetivo que estabelecemos.

Prática da visualização criativa

Digamos que você more em um apartamento pequeno, escuro e úmido e gostaria de viver em uma casa ampla e iluminada. O primeiro passo é tornar a intenção mais clara, ou seja, o que de fato deseja; neste caso, é morar em uma casa nova.

Crie essa casa em sua cabeça: imagine todos os detalhes, suas cores e formas. Não se pergunte como chegará lá ou como conseguirá o dinheiro. Seu papel é apenas reviver o sonho na cabeça com a maior frequência possível; viver com a ideia de que aquilo já existe, sem duvidar de que já está ao seu dispor. Visualize-se dentro da casa, comendo, lendo ou fazendo outras coisas que goste de fazer.

Desenhe a casa e pendure o desenho ao lado da cama para que seja a primeira coisa que vê pela manhã. Desenvolva a alegria de já estar dentro dela e deixe que a energia a torne real. Não desista: continue nutrindo a imagem a cada dia, recusando-se a deixar que as dúvidas sobre a possibilidade de realização do sonho lhe turvem a visão. É preciso imaginar-se nessa casa no momento presente. Ela está à sua frente. Procure encontrar dentro de si os sentimentos de alegria e prazer de já viver nessa nova realidade.

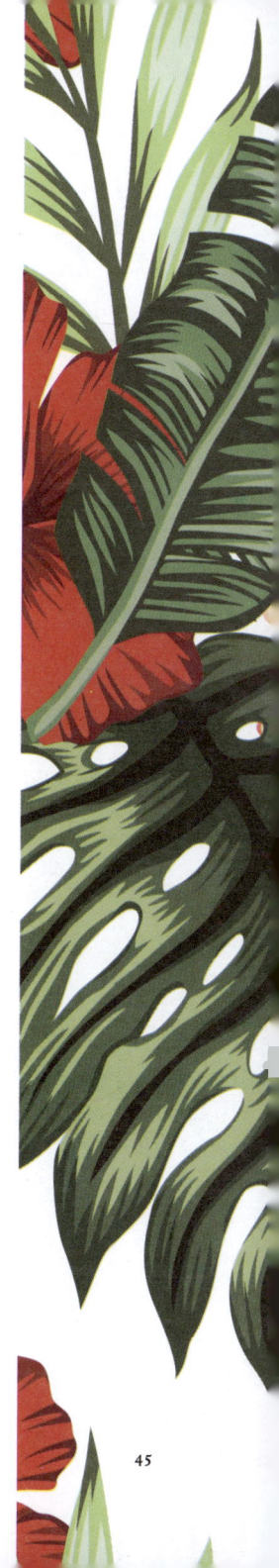

Os havaianos costumam dizer que, sem os sentimentos, as palavras não têm sentido. Dizer "eu te amo" sem sentimento é vazio. Ao dizer "eu desejo" sem um sentimento de gratidão por já ter recebido o que deseja você bloqueia a realização do desejo.

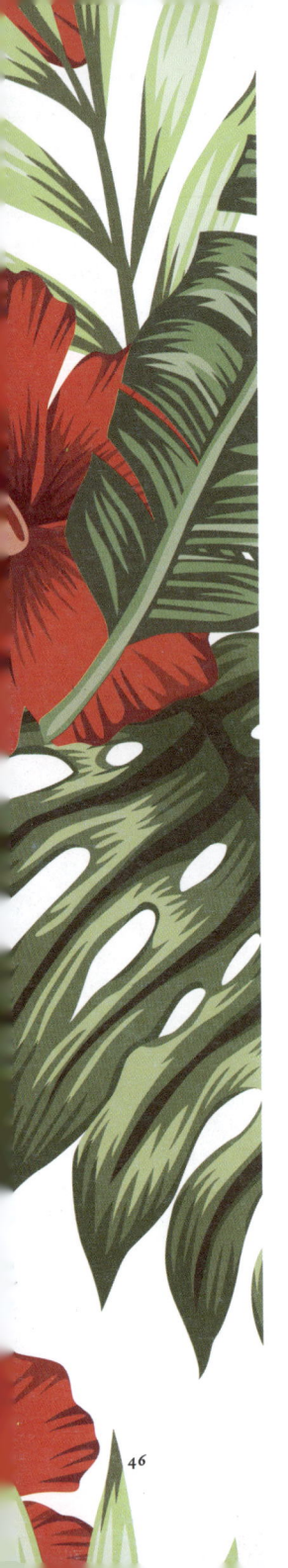

Sinta-se livre para dizer "Estou feliz porque..." ou "Já estou vivendo em...", "Estou mudando para me tornar...", "Por fim consegui...". Evite usar o tempo futuro. Fale e pense no presente e, acima de tudo, cultive a gratidão: aquilo que você pediu já está aqui!

Seja claro e sincero

Seja muito sincero em seu desejo e específico no modo de definir sua intenção. Antes de visualizar seu objetivo, responda a perguntas que possam surgir:

- É isso mesmo que eu quero?
- Estou pronto para me mudar amanhã, se for o caso?
- É para o bem de toda a família ou só um desejo egoísta?

Às vezes, basta ouvir seu corpo para saber a resposta: o corpo responde de imediato a uma pergunta dando-lhe uma sensação de conforto ou, ao contrário, desconforto. Aí está a resposta!

A casa pode se manifestar bem longe de onde estão seus familiares. Está disposto a se separar deles? Visualize-se com eles na mesma casa. Está disposto a receber essa casa, quaisquer que sejam as consequências da mudança?

Será preciso encontrar respostas sinceras para centenas de perguntas. Quanto mais for possível respondê-las, mais fácil lhe será fazer um "pedido" específico.

A fim de fazer uma solicitação "correta", é essencial nos propormos duas perguntas. Segundo os anciãos, antes de tomar uma decisão, fazer uma escolha ou projetar um desejo, devemos nos perguntar de modo sistemático: essa escolha me fará bem? Fará bem para os que estão ao meu redor?

A SABEDORIA DOS ANCIÃOS

Ao colocar sua imaginação em prática, faça questão de sentir gratidão por tudo o que já tem. A cada dia – ao se levantar e antes de se deitar –, agradeça por todos os dons que a vida lhe concede. Seja qual for a sua situação, sempre haverá algo pelo que agradecer. Cultivando essa nova energia, o mundo das possibilidades aumenta e a realidade se transforma.

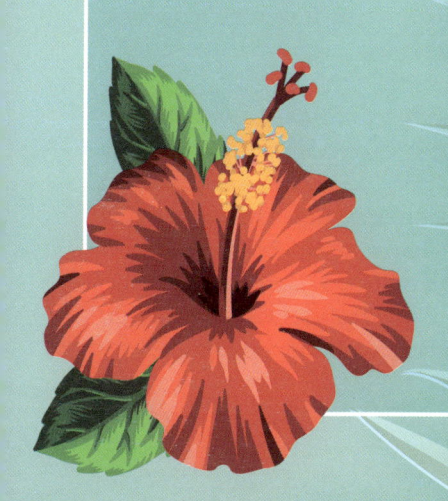

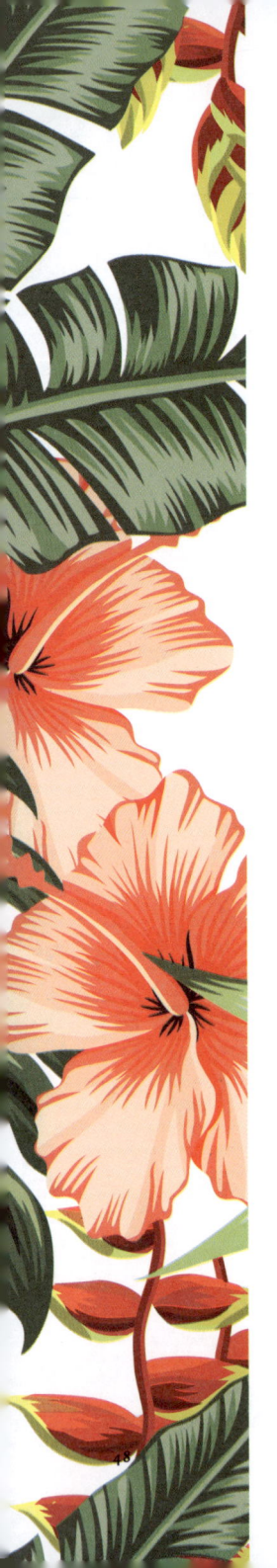

Conduzindo ações para os objetivos

Depois de "criar" a intenção do modo mais claro possível, a "imagem" lançará raízes em seu pensamento. Então, seus pensamentos o ajudarão a determinar o que é preciso fazer. Como sabemos, a ação só é possível no presente. Só pode existir no aqui e agora, de forma que nada tem a ver com um pensamento fantasioso. Os mestres havaianos costumam dizer: "Pare de falar, de se justificar, de reclamar, e vá em frente!" Na verdade, ir em frente nem sempre significa "fazer" algo, mas, também, "pensá-lo", criar intenções e cultivar a alegria. É uma questão de fazer escolhas e estar aberto a oportunidades, coincidências, encontros e sinais.

Desapego dos meios e do resultado

Os anciãos dizem: "Crie dentro de você, aja fora de você. O restante pertence ao universo". Procure a todo custo não pensar demais sobre como algo pode acontecer; a riqueza da vida o espantará, o surpreenderá e lhe dará aquilo que pediu com determinação de uma maneira que nunca imaginou.

Os *kumus* (veja a página 15) insistem na importância de não tentar controlar os meios ou o modo pelo qual algo deve acontecer: "Entregue ao universo e desapegue-se". Também dizem: "Não se lamente pelo tempo que está passando sem que aconteçam mudanças; nutra a imagem que escolheu e abandone o controle!"

A SABEDORIA DOS ANCIÃOS

Um conselho da anciã e mestra havaiana Aunty Mahealani: "Não se detenha nos detalhes práticos e mantenha a mente concentrada na meta ou no objetivo. Seja como o agricultor que espera pela colheita. Sua tarefa é proteger o campo dos insetos e outros animais que podem destruir a plantação e nutrir cada planta. Não lhe cabe tentar governar elementos incontroláveis como o tempo, a chuva ou o sol. Não é possível controlar os elementos da natureza. Sua missão é fazer todo o possível para ajudar as sementes a prosperar, confiando em que sua ação sempre terá um resultado: a época da colheita chegará".

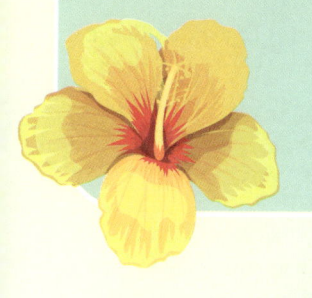

Não se preocupe com o restante – os meios para alcançar seu objetivo ou os problemas em que "naturalmente" pensa. Silencie os pensamentos e dê ao universo sua confiança incondicional.

Há um número infinito de parâmetros envolvidos na realização de qualquer criação; alguns desses parâmetros são espirituais por natureza e estão além da nossa compreensão. Acreditando que o que desejamos é impossível, fechamos a porta para esses "parâmetros energéticos" que não estão sujeitos ao nosso controle.

Em seus ensinamentos, a anciã havaiana Aunty Mahealani diz: "Aconselho a pôr fim a todas as estratégias 'limitantes', e estejam preparados para as eventualidades que se apresentarem a cada dia".

Comece a trabalhar para mudar seu pensamento a fim de se alinhar com sua meta. Há muitas coisas que você pode fazer, mas deixe que a energia faça todo o resto.

A cada minuto, declare-se pronto para receber e disposto a ter paciência. Mantenha o "jardim da mente e das emoções" limpo das ervas daninhas da dúvida e do "não consigo". Seja grato por tudo o que já está à disposição para seu progresso. O resultado talvez não seja bem o que queria, mas tenha certeza de que é o que precisa para progredir rumo a um nível superior de consciência.

Ganhando confiança

Esta é a parte difícil da lei da atração: desapegar-se do fruto de uma ação não o impede de visar a um resultado. Um sábio mestre nos instrui: "Crie, imagine, volte toda a sua consciência para um resultado, mas não se apegue a esse resultado".

Por infelicidade, é fácil cair nas armadilhas da mente, que fará todo o possível para impedir que coisas boas aconteçam ("Tudo bem, mas e se não funcionar?"/"Não consigo"/"Nada acontece"). Isso nos leva a duvidar, e perdemos a conexão com a realização de nosso objetivo.

Muitas vezes, por medo de não alcançarmos o objetivo, preferimos nem tentar. E isto é verdade: nunca podemos ter certeza de que a lei da manifestação caminhará na direção desejada. No geral, os caminhos da energia permanecem incompreensíveis.

Às vezes, sentimos que estamos fazendo todo o possível para ver nossa meta realizada – colocamos nela toda a força, imaginação e confiança –, e nada acontece. Somos esmagados pela decepção e faltam-nos forças para seguir em frente.

A SABEDORIA DOS ANCIÃOS

Os anciãos nos asseguram: não estamos sós na jornada da vida; temos guias espirituais e a proteção dos anciãos e do *aumakua* (veja a p. 14). Temos também nosso "ser interior", além de muitas outras fontes de auxílio. Eles sabem o que é melhor para nós, as experiências que nos ajudarão a avançar. Às vezes, queremos algo que não é bom para nós. E, às vezes, há outras coisas que precisamos experimentar para podermos seguir em frente. Enquanto não vivermos essas experiências, nada mais poderá acontecer.

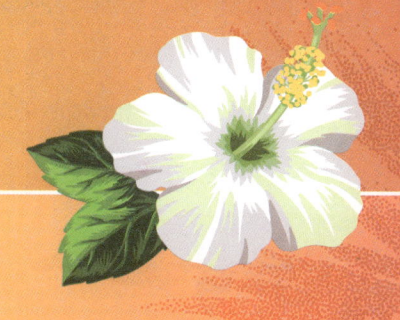

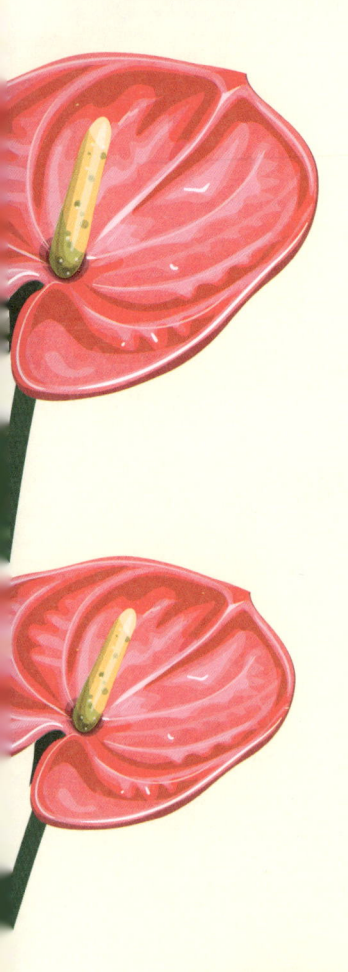

Mais uma vez: se o que você pediu não se materializou, não pense que houve uma falha sua; basta notar que não obteve o resultado desejado: "Ganhei experiência, vou começar de novo com outros recursos. Não posso receber o resultado que quero aqui e agora". Aceite as coisas como são, sem deixar que o ego mergulhe de cabeça na decepção e em todas as emoções negativas que a acompanham. Você fez o melhor que pôde. Haverá outras oportunidades. Continue cultivando o senso de expectativa positiva.

Às vezes é difícil ouvir e aceitar essas ideias, e talvez se apresentem muitas objeções: "Não é justo. Fiz tudo para dar certo. Foi uma perda de tempo. Não quero mais fazer isso, pois não tem sentido".

Mas não conhecemos todos os fatos para saber se o que pedimos teria sido bom ou mau para nós. Talvez tivesse nos impedido de alcançar outra coisa ou de desenvolver a força interior de que vamos precisar no futuro para enfrentar uma situação específica; talvez não fosse aquilo que nosso "ser interior" de fato quisesse. Vamos ter humildade para aceitar isso, mesmo que pareça difícil.

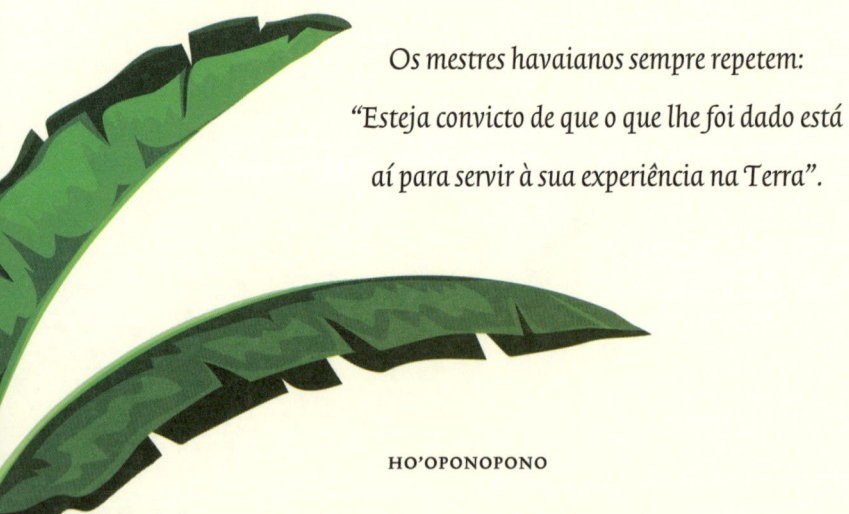

Os mestres havaianos sempre repetem: "Esteja convicto de que o que lhe foi dado está aí para servir à sua experiência na Terra".

Também é possível que, em nível consciente, você tenha feito todo o possível para sua meta se realizar, mas que seu inconsciente tenha enviado ordens contraditórias. "Eu não mereço isso" é uma "ordem" inconsciente muito comum. Para garantir que não estamos caindo nas armadilhas dos mecanismos inconscientes, os sábios nos aconselham a limpar, a todo momento, nossas memórias (voltaremos a isso no terceiro capítulo do livro). Libertar-se de antigas memórias e antigos mecanismos, além de trazer alívio, também mantém o caminho livre para que a lei da manifestação possa produzir resultados positivos.

Pode acontecer, ainda, de nossa vontade ser oposta a uma vontade coletiva – a vontade de um grande grupo de pessoas cujas energias cumulativas são mais poderosas.

Ao andar pela cidade na hora do *rush*, já notou que, mesmo que não estejamos com pressa, caminhamos mais rápido e até nos aborrecemos quando a pessoa à frente não anda rápido o suficiente? Nosso desejo de calma não é suficiente para competir com a energia ao redor.

Às vezes, sentimos que há muitos "talvez" e perguntas sem resposta. E temos razão! No entanto, a sabedoria está em aceitar o resultado, seja ele qual for, mesmo que seja a ausência de um resultado tangível. Fizemos nossa parte; podemos nos orgulhar da energia que empenhamos. Entregamo-nos cem por cento. O resto não cabe a nós e, de certo modo, não nos diz respeito.

Depois de cultivarmos o poder do pensamento – positivo ou negativo – e compreendermos como usar a lei da atração, é hora de examinarmos outro aspecto importante do *pono*: aprender a ver de maneira correta o que acontece dentro de nós e ao redor. Esse é o tema do próximo capítulo.

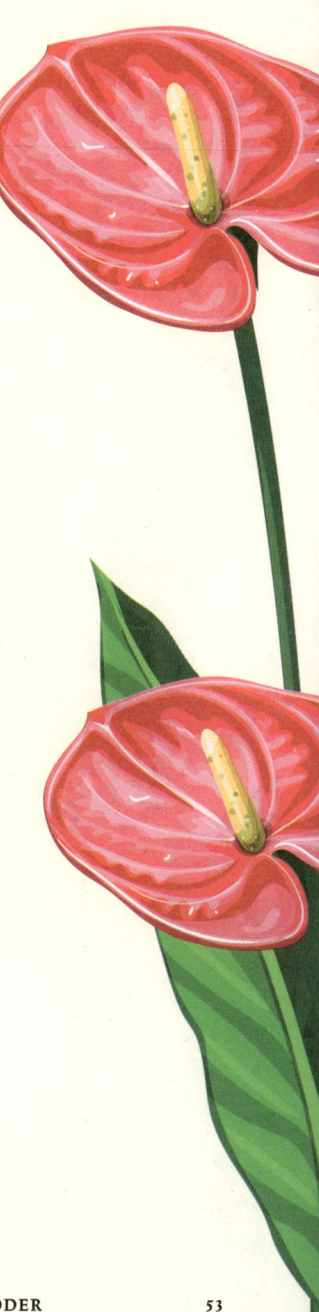

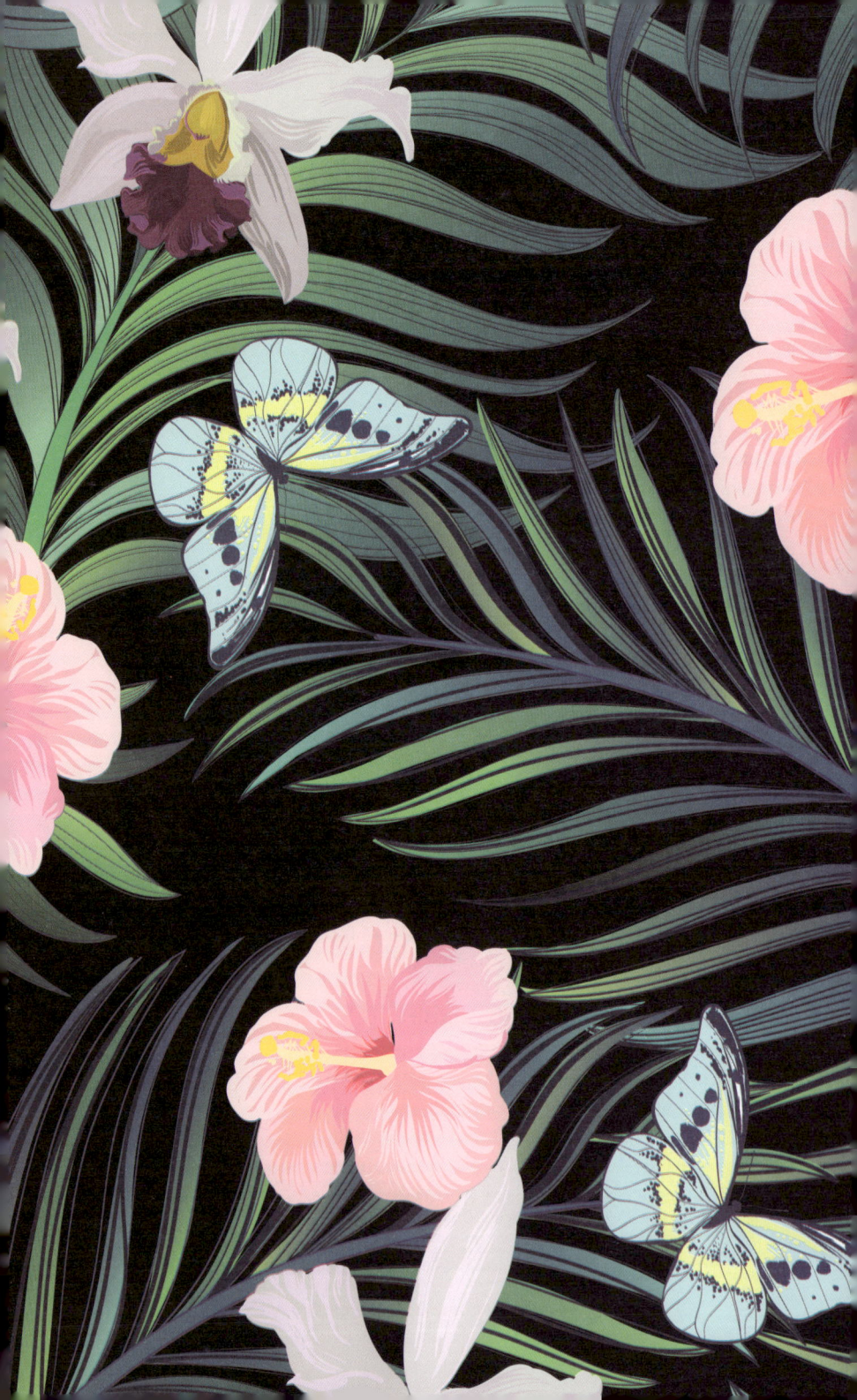

CAPÍTULO 2

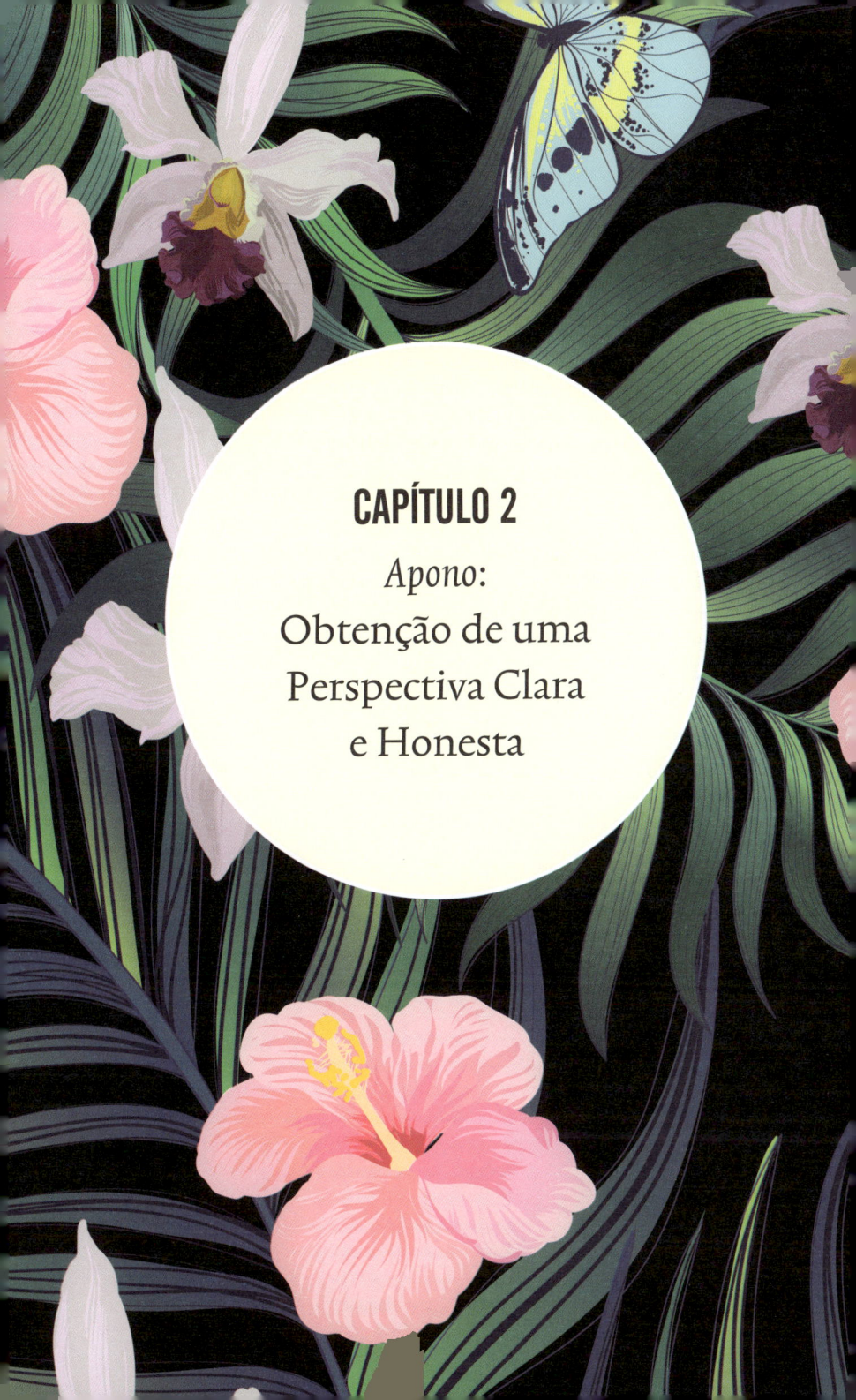

Apono:
Obtenção de uma
Perspectiva Clara
e Honesta

Para a maioria das pessoas, a realidade da vida não está à altura de como gostaríamos que ela fosse. Nossos objetivos e sonhos de infância não se realizaram, e a vida muitas vezes parece bem diferente do que imaginávamos. Por isso, passamos bastante tempo reclamando, lamentando nossas escolhas e dizendo sem parar: "Se eu tivesse isto, se eu tivesse aquilo...".

Os anciãos do Havaí nos ensinam que aceitar a realidade "como ela é", sem resistência, leva à liberdade e a reações corretas. Não estão falando de resignação, mas de encarar a realidade de forma clara e honesta. Ensinam-nos a praticar a lei da aceitação, que nos habilitará a fazer as pazes com o mundo e com a passagem do tempo. Essa paz traz alegria.

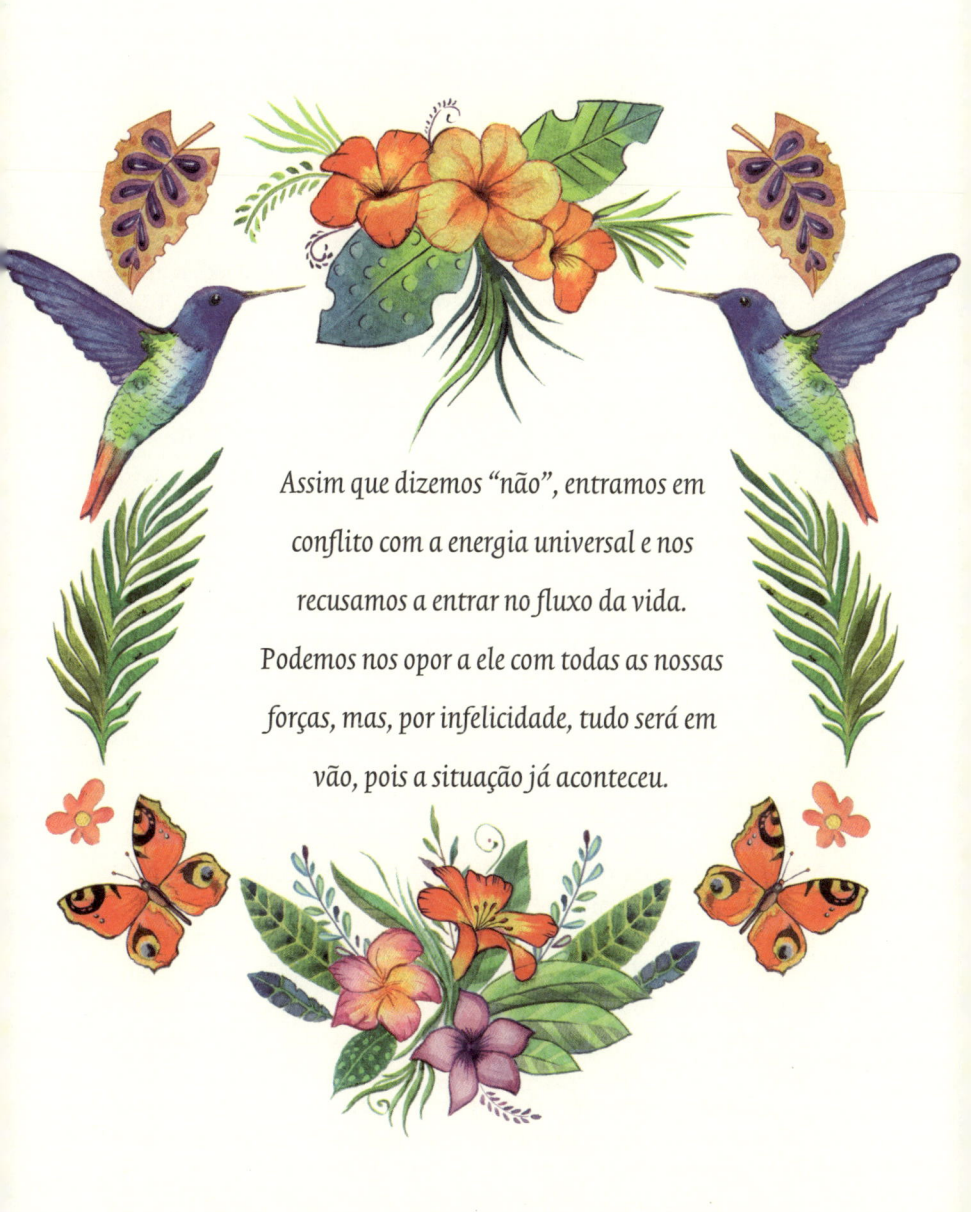

Assim que dizemos "não", entramos em conflito com a energia universal e nos recusamos a entrar no fluxo da vida. Podemos nos opor a ele com todas as nossas forças, mas, por infelicidade, tudo será em vão, pois a situação já aconteceu.

ACEITAÇÃO DAS COISAS COMO ELAS SÃO

O grande mal das sociedades modernas é a luta permanente contra a realidade. O "não" se torna todo um modo de pensar. A recusa de encarar a realidade transformou-se, para nós, em um modo de viver profundamente arraigado. Na maior parte do tempo, não aceitamos os fatos; em vez disso, entramos no território hostil da reclamação e nos estabelecemos ali.

Negando a realidade, recusamo-nos a ver as coisas como são, e criam-se, assim, dolorosos conflitos internos. As emoções que nascem daí são difíceis de lidar e causam tumulto dentro de nós, produzindo uma sensação de profunda ansiedade.

Fugindo das coisas como são, pensamos que vamos conseguir nos proteger e, dessa maneira, evitar a dor. Na verdade, o que acontece é o contrário. Recusando-nos a ver as coisas como são, criamos uma resistência que produz ainda mais sofrimento.

A terrível e implacável realidade, no entanto, é que, não importa o modo como decidimos vivenciar uma situação, não podemos escapar dela, pois ela já aconteceu. A única escolha que nos resta é a de como reagir a ela. Em cada momento da vida, temos escolhas a fazer quanto à forma de encarar o que nos acontece – e são essas escolhas que determinam nossa realidade e nossa perspectiva, nossa maneira de ver o mundo.

Essa relação com o mundo determina nosso estado de ser, quer em pequenas coisas, como alguém que nos dá um encontrão na rua ou ocupa a vaga em que íamos estacionar, quer em coisas grandes, como uma separação, uma doença grave, a morte de um ente querido ou a ansiedade com o envelhecimento. Nem sempre escolhemos o que nos acontece (pelo menos não o fazemos de modo consciente); por outro lado, sempre podemos escolher como reagir às situações (mesmo que nossas escolhas sejam na maioria inconscientes e nossas reações, automáticas).

Chegou a hora de nos fazermos as seguintes perguntas: o que vou fazer com esta situação que estou vivendo? Vou aproveitá-la como uma oportunidade para crescer e aprender algo sobre mim mesmo? Ou vou entrar em colapso e perder a harmonia interior porque tudo é muito difícil? A escolha é nossa! E é aqui que entra em jogo a liberdade. Temos o poder de escolher o modo mais apropriado de reagir a uma situação: o *pono*, aqui e agora, ou uma reação impulsiva e compulsiva ditada por nossas memórias e nossos hábitos, nosso cansaço e nosso estado de humor.

"Aceite as coisas como são" é um antigo adágio que costuma ser interpretado no sentido de resignação. No entanto, não é essa a lição que os anciãos do Havaí ensinam. Como também dizem os mestres hindus: "A negação é inútil".

Aderindo de modo pleno às coisas como são, passamos a integrar o fluxo natural da vida, sem perder a unidade com ela. Não existe "eu" e "o mundo", ou "eu" e "o que eu vejo", mas sim "eu no mundo" – alguém que observa o que está acontecendo sem julgar nada. As "coisas como são" são perfeitas do ponto de vista energético. Aquilo que está acontecendo – a situação que ocorre em determinado momento – simplesmente "é". É o nosso cérebro humano que procura a todo instante interpretar, julgar e classificar as coisas.

Às vezes, desenvolver uma perspectiva clara é doloroso. Nem sempre queremos ver as coisas como são e encontramos mil maneiras de organizar a realidade de forma a evitar os sentimentos de depressão, vergonha e mágoa.

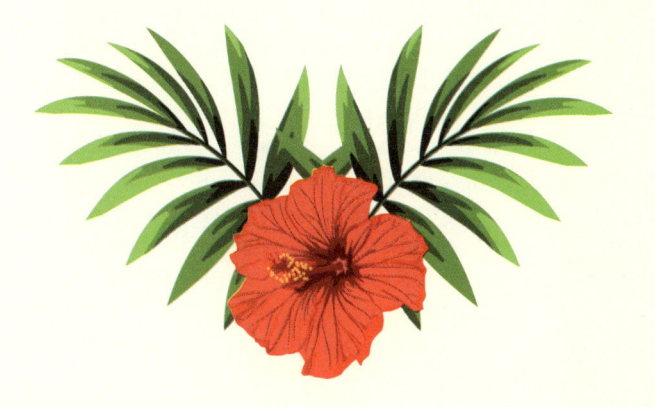

Quando algo acontece, esse algo já está presente. Sejam quais forem os "comos" e os "porquês", já está acontecendo. A não aceitação nos faz imergir em um tumulto interno às vezes tão forte, que nos drena toda a energia.

É preciso coragem para enfrentar a realidade como ela é, pois também temos de aceitar coisas de que não gostamos e vê-las como elas são, sem ilusões nem racionalizações.

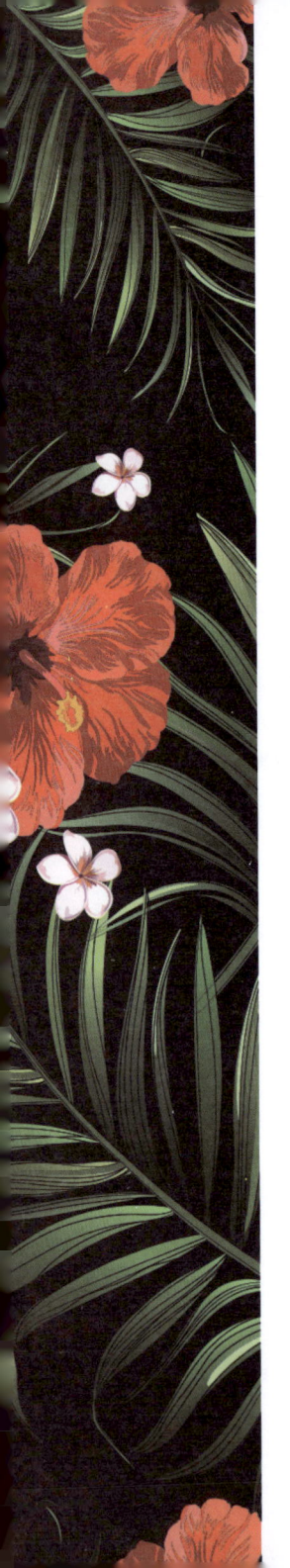

Quando o vizinho nos aborrece

Todo dia, de madrugada, um homem liga a motocicleta bem na frente da nossa casa. O barulho nos acorda e, com isso, nos aborrece. Não conseguimos voltar a dormir e, por isso, ficamos de mau humor o resto do dia.

É irritante; é um fato; é a nossa realidade. No entanto, se começarmos a alimentar o sentimento de raiva, ele se torna um paletó que nunca tiramos. Agora já sabemos que esse sentimento não serve a nenhum propósito útil. Se não aceitarmos as coisas como são, estaremos lutando contra o efeito delas tal qual alguém que nada contra a corrente e, assim, acaba se cansando. Na verdade, não temos outra escolha senão a aceitação. No entanto, podemos também tomar a decisão de considerar soluções possíveis para o problema: conversar com calma com o motociclista para ver se é possível achar uma solução (ele talvez não esteja ciente de que nos está aborrecendo), usar tampões de ouvido, decidir incorporar o ruído em nosso ciclo de sono como um "marcador" no início de um novo dia etc. A ação pela qual nos decidirmos será útil para alcançarmos nosso objetivo, quer o barulho pare, quer escolhamos não o deixar nos aborrecer. A irritação, por outro lado, não ajuda em nada; perturba a nós, e a nós somente.

Nem sempre somos sábios, e é inevitável que, em meio às várias experiências que a vida nos apresenta, nos deixemos às vezes cair em autoenganos mentais e emocionais que possam desencadear um tumulto interior de pensamentos obsessivos e cenários improváveis. Nossa mente pode entrar em parafuso e nos afastar muito do nosso caminho. Todos nós podemos cair nessa armadilha, mas a perspectiva de vida que os mestres havaianos nos oferecem nos permite virar a mesa e dominar os pensamentos – é possível dizer "chega" ao fluxo contínuo de julgamentos e negatividade que inunda nossa mente e envolve nossas emoções.

Quantas vezes você já pensou que alguém o menosprezava? Então, sentiu-se inseguro, julgado, criticado, e essa sensação não foi nada agradável. Em vez de se deixar vencer por essa emoção, encare-a, observe-a e aja para que ela não perturbe seu bem-estar interior. Você pode, por exemplo, fazer uma única pergunta à pessoa em questão: "Sinto que está me julgando. Pode me explicar o que está acontecendo?".

Pelo menos estará encarando essa sensação desagradável, em vez de fazer suposições. Se a pessoa for honesta consigo e com você, dirá a verdade: "Sim, tem razão" ou "Não, de maneira alguma; eu estava pensando em outra coisa naquele momento e minha atitude não teve nada a ver com o que estava me dizendo". Seja qual for a resposta, você terá pedido informações, identificado os sentimentos que a outra pessoa despertou em seu ser e decidido não se curvar diante deles; terá implementado uma estratégia que o ajuda a compreender. Terá impedido que sua imaginação crie ideias variadas e, em lugar de uma mera suposição, terá à sua disposição os fatos, ou pelo menos uma reação que lhe dirá algo sobre a outra pessoa. Agora é a sua vez de decidir o que fazer com isso.

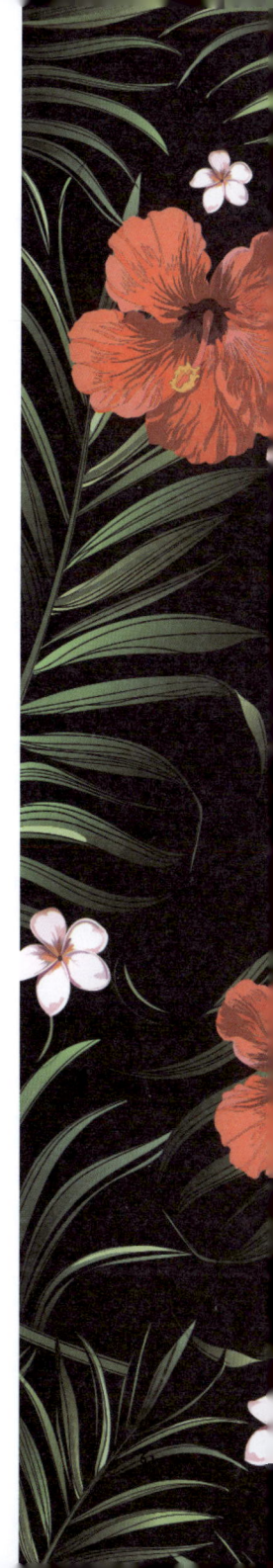

ACEITAÇÃO DE QUE NÃO TEMOS A VISÃO PANORÂMICA

Uma das coisas que o cérebro tem mais dificuldade de aceitar é o fato de que não controlamos tudo e que muitas coisas nos parecem ser "impostas". Na maioria das vezes, não compreendemos o que acontece em nossa vida. Podemos procurar razões, encontrar explicações e desenvolver todas as teorias que quisermos, mas, no geral, não obteremos respostas para nossas perguntas. É claro que termos as respostas seria o ideal.

Imagine como seria se, a cada vez que sofrêssemos um revés ou algo maravilhoso acontecesse, alguém tocasse a campainha e explicasse por que aquilo aconteceu, descrevendo todo o processo que levou àquele resultado: o mecanismo subconsciente que nos levou a tomar certa decisão, que teve determinada consequência, que causou certo resultado, que... e assim por diante.

Mas é claro que as coisas não funcionam assim. Muitos acontecimentos na vida não podem ser explicados com clareza. Os havaianos dizem: "Não temos a visão panorâmica"; não enxergamos o que está para além dos limiares do "panorama da vida" que esboçamos todo dia. Precisamos aceitar esse fato, pois a resistência a ele causa confusão e nos impede de reagir de maneira correta ao que nos acontece.

Às vezes isso é difícil, pois nos sentimos impotentes perante a força dessa energia universal. Um sentimento nada agradável nos invade: por que isso está acontecendo *comigo*? Não fiz nada para merecer isso. Muitos de nós convivemos com a sensação de termos sido injustiçados.

No entanto, resta um fato: tudo o que existe são "as coisas como são". Mesmo sem compreender por que isto ou aquilo aconteceu, precisamos começar a caminhar rumo à aceitação. Aceitar a situação é o único modo de alcançar a paz interior. Isso não nos impede de fazer a coisa certa, possibilitando que deixemos de lado uma batalha perdida e nos concentremos, em vez disso, naquilo que vamos fazer.

Escolher a aceitação é ter sabedoria para reconhecer que é impossível voltar no tempo: "Não tenho controle sobre o passado, mas posso escolher o que fazer no presente"; "Decido, com total confiança, acompanhar o fluxo daquilo que a vida me traz".

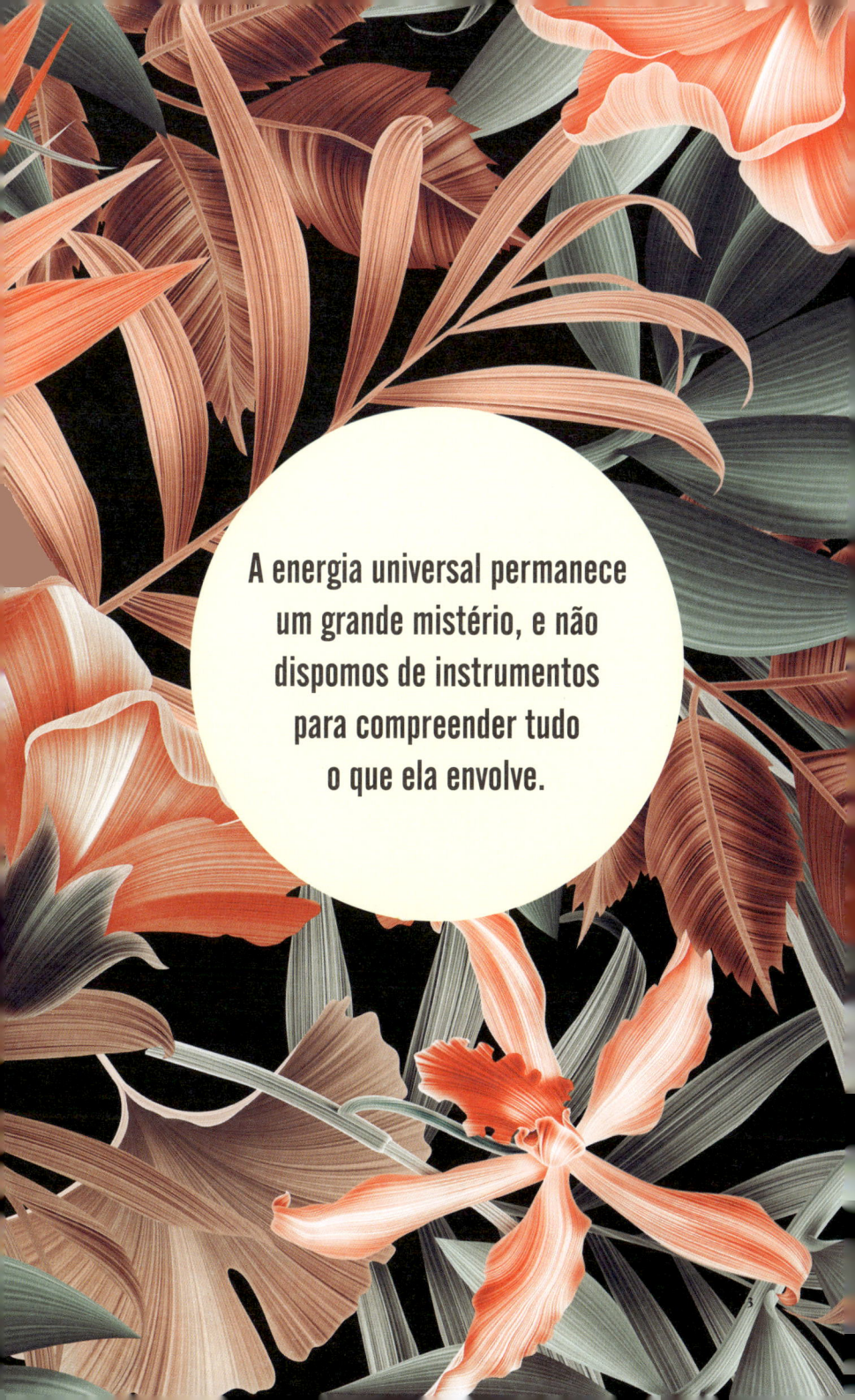

A energia universal permanece um grande mistério, e não dispomos de instrumentos para compreender tudo o que ela envolve.

A confiança (hilina i) é uma das pedras fundamentais
da filosofia havaiana e um modo de nos ensinar o desapego.
É uma das cores a serem acrescentadas
ao novo esboço de nossa vida.

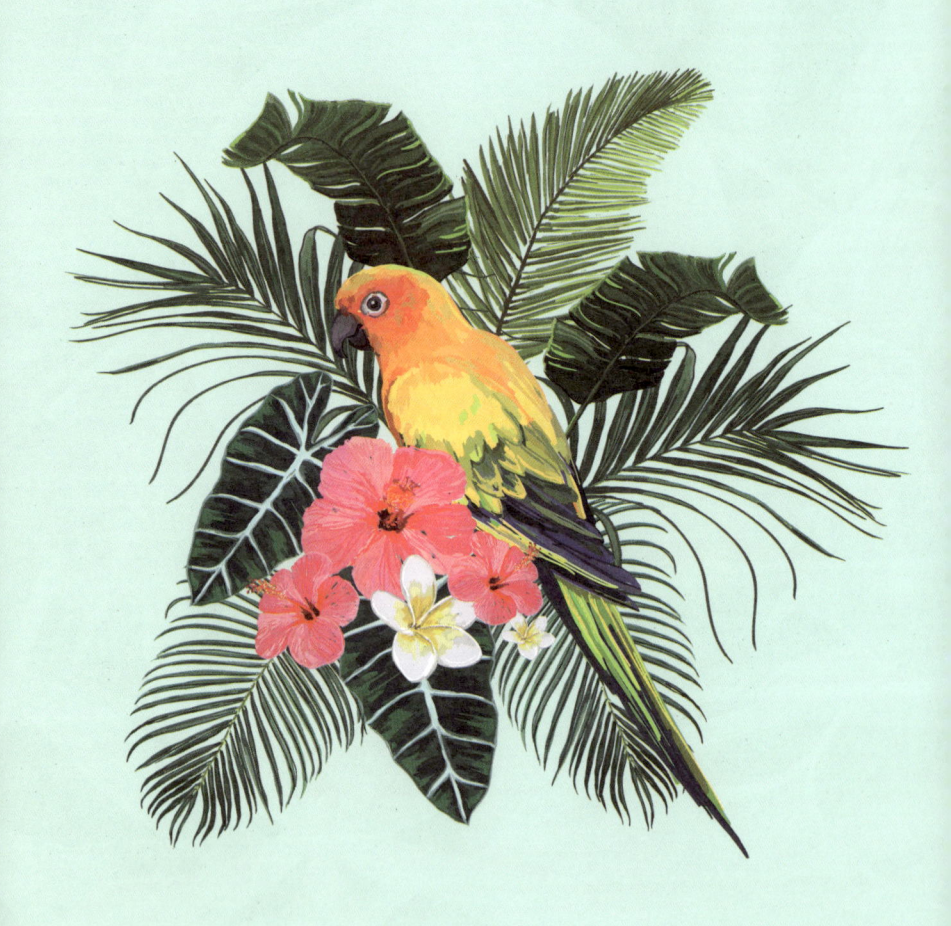

A confiança nos permite compreender e aceitar o fato de que não estamos sozinhos na vida. Quando nossa confiança cresce, desenvolve-se também nossa intuição de que tudo serve aos propósitos da inteligência universal e aumenta a nossa consciência do respeito inabalável que devemos ter pela vida em todas as suas formas. Aunty Mahealani costuma dizer: "Momento correto, lugar correto, ser correto".

Agir ou reagir?

Há muito tempo que você vem esperando por uma promoção e sabe que tem boas chances de obtê-la. Já tem uma ideia das suas novas obrigações e tem certeza de que será escolhido. Quando a promoção é anunciada, no entanto... desastre! Outro candidato é selecionado. Nesse instante, muitos sentimentos o invadem: desânimo, decepção, raiva... Seu cérebro se acelera: por quê? O que fiz? Será que gostam mesmo do meu trabalho?

Você pode se recolher e permanecer preso nesse estado mental durante dias ou até meses, com consequências negativas para você mesmo, sua família e seus colegas. Ou pode decidir caminhar rumo à calma aceitação da situação. Não obteve a promoção: isso é um fato, e é impossível voltar no tempo. Está decepcionado? Sim! Esse sentimento o ajuda a avançar? Não! Aceitando a situação, ainda que não compreenda a razão dela, e descartando com gentileza os sentimentos negativos, você vê por fim quais ações estão à sua disposição. A aceitação lhe permite recuperar o controle de sua vida e decidir o que fazer.

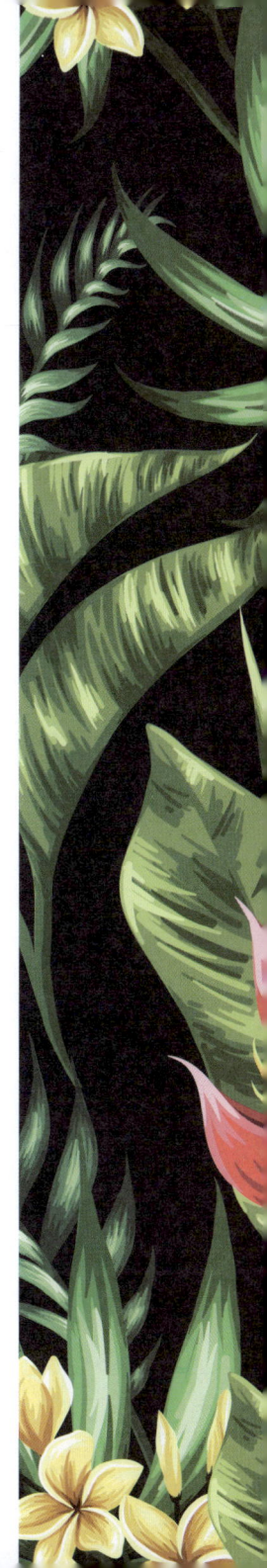

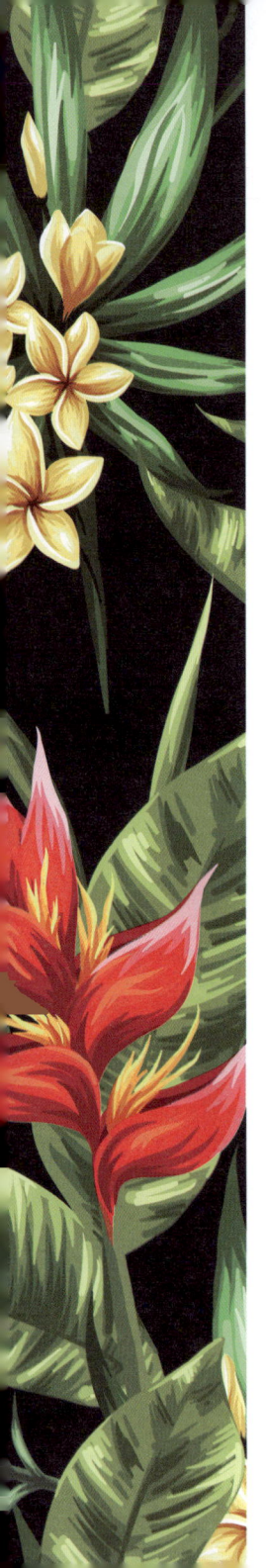

Quer permanecer onde está? Talvez tenha chegado o momento de mudar de emprego. Talvez tenha de atualizar o currículo, seguir algumas indicações e ver o que acontece. Decida fazer o melhor possível e deixe que o universo lhe proporcione os caminhos possíveis. Todas essas questões e ações terão solução e você poderá, então, seguir seus instintos, confiante de que o caminho escolhido será o melhor para si.

Talvez pareça simples fazer isso em situações do cotidiano, mas e quanto às situações mais difíceis? A "tarefa" é a mesma, mas é comum levar mais tempo, pois nossos sentimentos são mais persistentes e onipresentes, e as feridas são mais profundas. Para dar continuidade à jornada de vida, no entanto, é preciso perseverar sem levar nas costas o peso do remorso ou da raiva. Mais uma vez, temos escolha: escolhemos seguir em frente e aceitar, ou escolhemos parar, fechar as portas para o fluxo da vida e permanecer enclausurados nos lugares mais escuros da nossa alma, jamais alcançados pela luz?

Você descobre que está doente, e o futuro parece-lhe incerto. É claro que sua reação imediata pode ser um sentimento de injustiça, revolta ou desânimo. E esses sentimentos são úteis para ajudá-lo a processar a nova situação. Se persistirem, contudo, perderão a utilidade, pois vão exauri-lo e minar toda a sua energia vital. Pare um pouco, portanto, e deixe que esses sentimentos lhe passem pela cabeça, mas decida não os deixar se instalar nem fazer morada ali.

Depois dessa primeira fase, e graças à sabedoria do *pono*, vai ser possível trabalhar com firmeza para aceitar a situação – aceitar que talvez não seja possível obter resposta para a pergunta "por que eu?".

O *pono* pode ajudá-lo a se convencer de que essa experiência é útil para o seu desenvolvimento, para o seu ser interior, para o seu despertar. Assim, é possível aceitá-la mesmo que sua mente continue lutando contra a situação. É possível agir para tentar mudar essa realidade: tomar remédios (sem perder o controle sobre suas escolhas terapêuticas), meditar, praticar o perdão, massagem, boa nutrição, encontrar pessoas. Você pode se perguntar como eram sua vida e suas escolhas antes disso. Graças às novas escolhas, sua vida pode mudar. Abriu-se o caminho para as respostas corretas – respostas *pono* – e o pensamento correto – pensamento *pono*. A doença é uma nova companheira que vai permanecer ao seu lado ou poderá ir embora. O futuro não lhe pertence, assim como o "por quê?". Apenas o presente lhe interessa, bem como sua escolha de viver o *pono*, arejar sua vida e jogar de acordo com as cartas que o universo lhe deu. O resto não lhe diz respeito; você ignora o panorama e precisa aceitar esse fato.

As provações da vida, grandes ou pequenas, muitas vezes nos levam a reavaliar nosso jeito de agir e pensar, nossos hábitos e escolhas. Incentivam-nos a voltar à estrada e viajar em outra direção, encorajando-nos a desenvolver a consciência. Mesmo que a vida nem sempre seja fácil, ela atende a um propósito que provavelmente ficará oculto até passarmos para o outro lado do arco-íris.

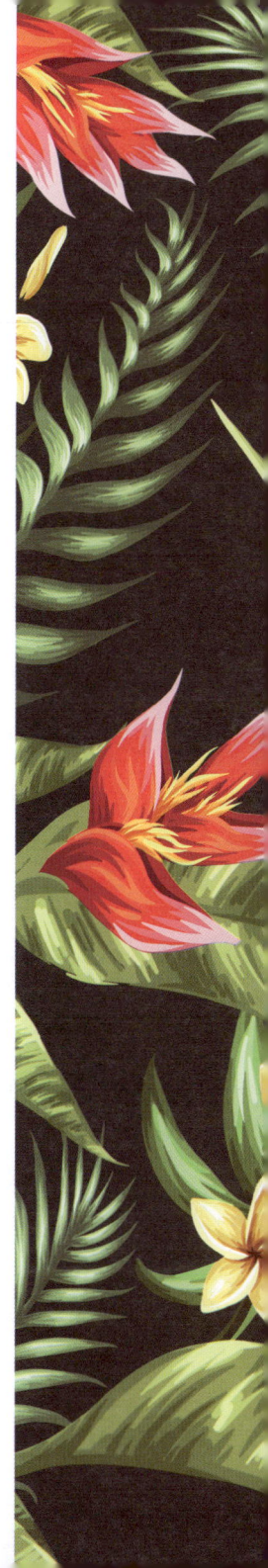

A SABEDORIA DOS ANCIÃOS

Os anciãos das ilhas nos ensinam que cada um de nós, aqui e agora, é um ser perfeito que está no lugar correto, na hora certa. Estamos onde deveríamos estar. Nossa parte consiste em fazer todo o possível para viver no presente, no espírito de *pono*, e agir para mudar a realidade quando não temos alegria nem outros sentimentos positivos.

ACEITAÇÃO DE QUE NADA DURA

Os havaianos dizem He loli'ole, Ke'alo a'e. He paio koho: "A mudança é inevitável, a luta é uma opção". E Buda disse que a única constante na vida é a mudança. Quando observamos a vida sem meias medidas, de maneira realista, percebemos que nada dura – nem as alegrias, nem as tristezas, nem mesmo a própria vida, a qual também está sujeita a essa lei.

Tudo o que começa, termina. Esse é o círculo da vida, e todas as coisas na Terra fazem parte desse ciclo natural. Esse permanente estado de mudança se aplica a tudo e a todos: pessoas, emoções, problemas e dificuldades, mas também grandes alegrias.

Quando experimentamos algo que nos dá alegria, esperamos, de todo o coração, que aquilo nunca termine. Gostaríamos de fazer o tempo parar para nos deleitarmos com aquela felicidade. Por outro lado, quando nos defrontamos com uma situação de provação, gostaríamos de estar em qualquer outro lugar para não ter de enfrentá-la.

Pode ser muito útil nos lembrarmos desses conselhos em épocas difíceis. Certas circunstâncias na vida nos deixam desanimados, tristes e desorientados. Sentimos que jamais chegaremos ao outro lado. A vida real se contamina pelo nosso estado de espírito, e nos tornamos cegos pra qualquer outra coisa. No entanto, é nesse momento que precisamos deixar que a voz interior nos diga: "Também isto passará, desaparecerá; mantenha o rumo e seja paciente; continue centrado e aceite a experiência; faça todo o possível para atravessar esta prova, mas aceite suas emoções como visitas em sua casa; aceite seu estado atual. As coisas nem sempre serão assim. Esse é o círculo da vida, e você faz parte dele".

É um fato inevitável: por mais que choremos pelo fluxo contínuo da vida ou que o contemplemos com serenidade, ele continuará fluindo. A sabedoria nos ajuda a tomar consciência desse fato para não desperdiçarmos energia dizendo: "Não, não quero". Como nossa energia é preciosa, é mais benéfico usá-la para fazer algo a fim de mudar a situação que enfrentamos, em vez de desperdiçá-la na luta contra o fim inevitável de todas as coisas. A boa notícia é que não só as coisas positivas, mas também as negativas estão sujeitas a essa lei, e por isso também elas acabarão um dia.

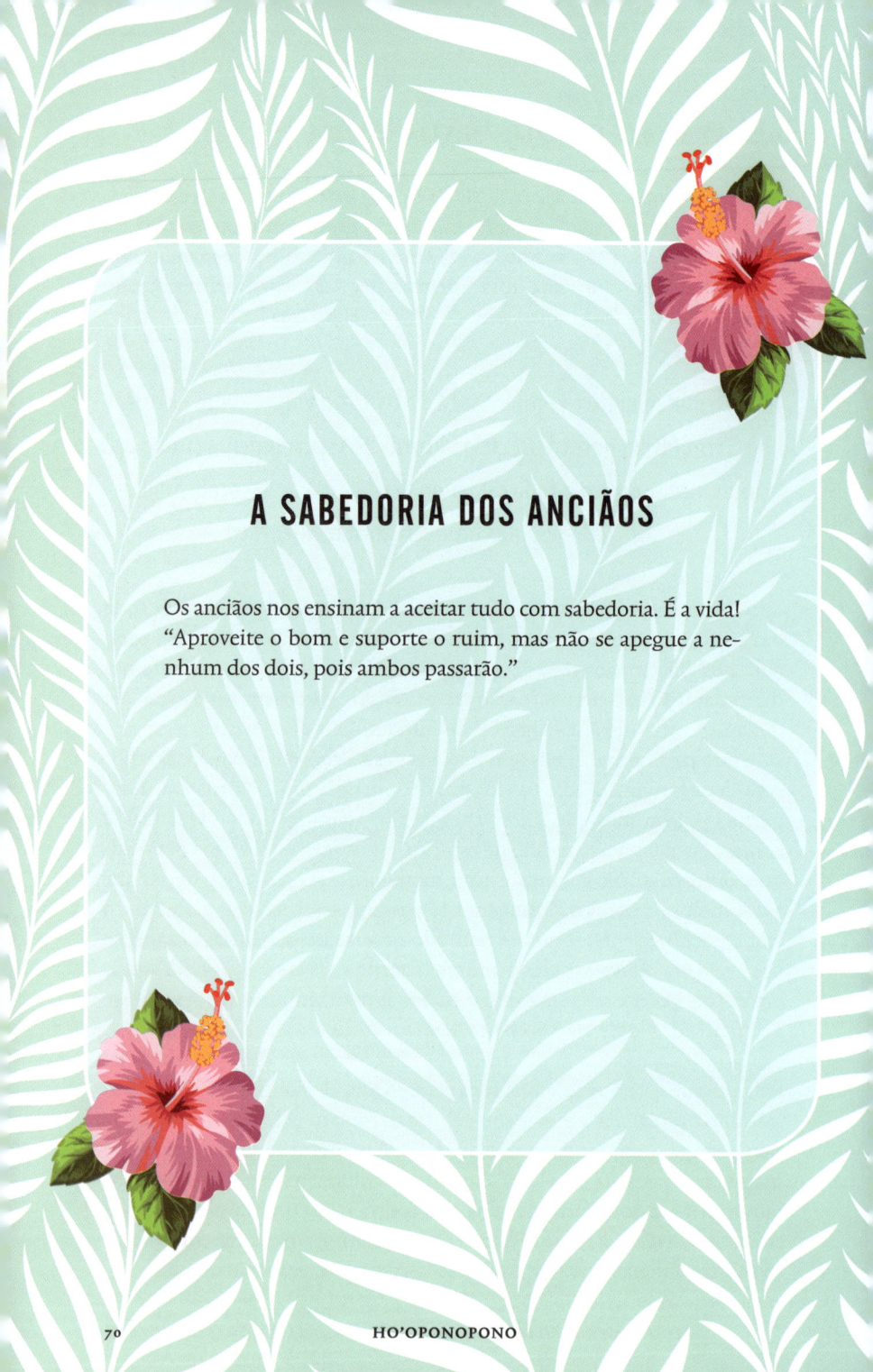

A SABEDORIA DOS ANCIÃOS

Os anciãos nos ensinam a aceitar tudo com sabedoria. É a vida! "Aproveite o bom e suporte o ruim, mas não se apegue a nenhum dos dois, pois ambos passarão."

ACEITE-SE COMO VOCÊ É

Aceitação também é aceitar por completo a nossa pessoa – as qualidades e os defeitos. Como podemos ter a esperança de ver a totalidade do universo se não estamos em harmonia com todos os aspectos do nosso ser; se escondemos – ou nos recusamos a reconhecer – nosso lado "sombrio"?

Precisamos nos reconciliar conosco e aceitar o lado sombrio de nossa natureza, não apenas o lado luminoso. Todas as facetas da humanidade coexistem em cada um de nós. Ninguém é "melhor" que o vizinho.

É nossa responsabilidade nos aceitarmos por completo. Isso não significa deixar de fazer esforço para melhorar; significa apenas aceitarmos quem somos e termos uma visão clara de nós mesmos, sem prejulgamentos. É essa honestidade que ativará em nós a vontade de mudar. Por isso, é essencial reconhecermos todas as partes do nosso ser, pois, quanto mais negarmos certos aspectos, mais eles clamarão por serem reconhecidos. Enquanto nos recusarmos a vê-los, continuarão nos dizendo que existem e que também merecem atenção.

Reconhecer essas partes "sombrias" do nosso ser não significa, no entanto, dar-lhes rédea solta. Quando uma pessoa nos aborrece ao nos visitar em nossa casa, em geral decidimos não a convidar de novo. Em vez disso, decidimos evitá-la ao máximo. Os chamados aspectos negativos de nossa natureza são convidados indesejados e podemos decidir não os receber mais.

No caminho do ho'oponopono, tudo que faz parte de nós existe por alguma razão, sendo útil, até se tornar um convidado indesejado. Por isso, se concluir que certo "aspecto" seu já não é útil e o impede de seguir em frente, ou está lhe causando dor, chegou a hora de higienizar todas as memórias relativas a esse comportamento para se livrar dele.

AS LIMITAÇÕES DA MENTE

A mente é um instrumento eficaz para análise e reflexão, mas, segundo acreditam os mestres havaianos, é também um instrumento limitado, incapaz de captar os detalhes do mundo. Ela não consegue obter um entendimento completo das coisas, pois, por si só, é uma parte do mundo dos fenômenos que busca compreender.

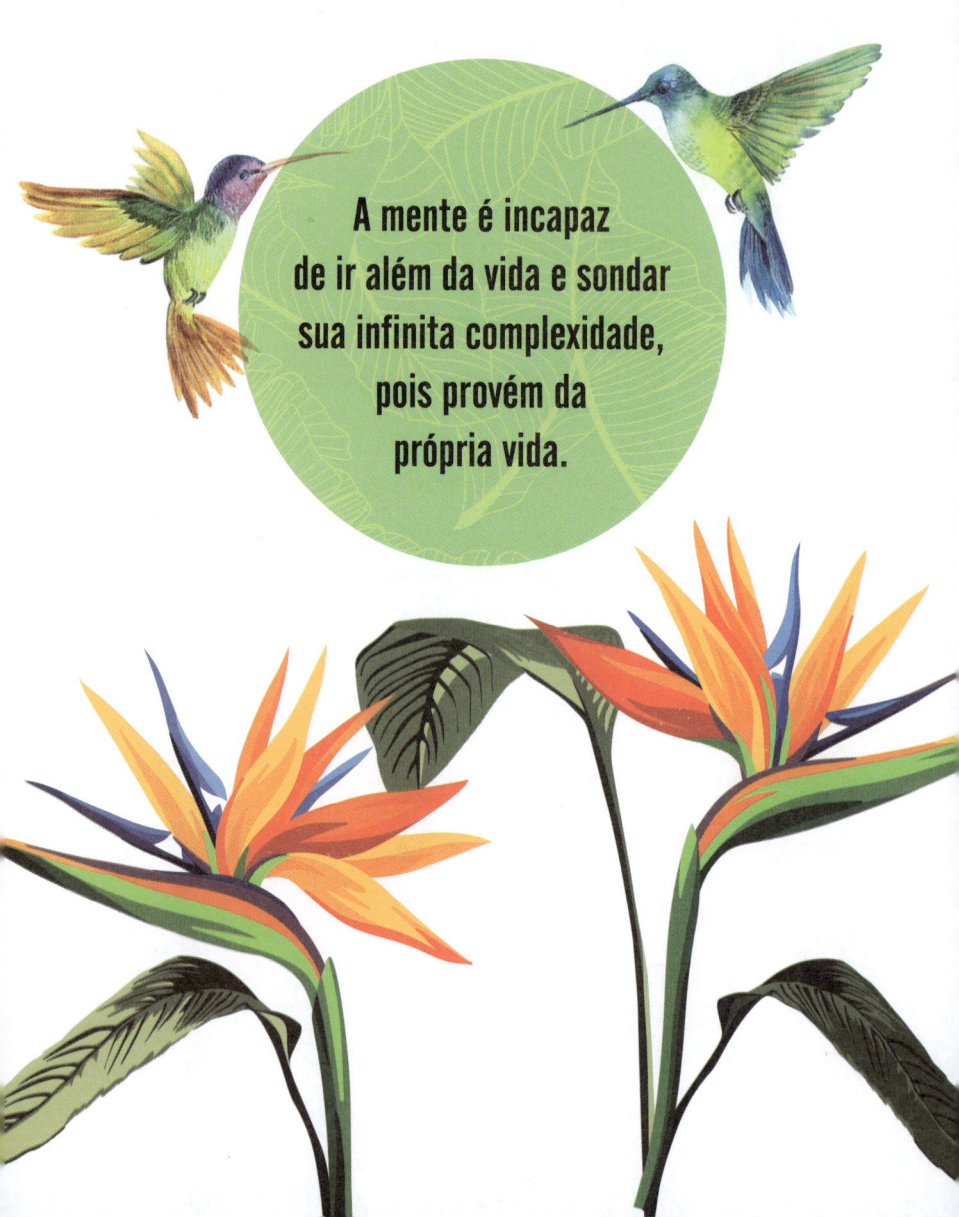

> A mente é incapaz de ir além da vida e sondar sua infinita complexidade, pois provém da própria vida.

A mente só é capaz de analisar as coisas com base naquilo que já conhece: seu mapa do mundo. Nunca capta tudo, mas apenas os elementos que consegue processar ou que está acostumada a levar em conta. Das centenas de milhares de informações que nos chegam ao cérebro, somente uma parte infinitesimal é "selecionada"; o resto é ignorado. Essa seleção é feita de acordo com nossas crenças, nossos hábitos e memórias. E muitas vezes conduz a uma análise negativa das coisas, que limita nosso potencial.

A mente não "vê", mas julga e interpreta

Ver, nesse sentido, significa observar as coisas como são, sem implicar a própria interpretação do mundo. Para ver dessa maneira, entretanto, é preciso muito treinamento e bastante desapego, pois o jogo que a mente aprendeu é bem diferente. Ela não sabe "ver", não foi treinada para isso. Só sabe julgar e interpretar. Nada é neutro para a mente; ela tem opinião sobre tudo.

Desenvolvemos uma lista imensa de preconceitos que vêm tanto da nossa educação – ideias que nunca questionamos – quanto de experiências passadas. Nosso comportamento, assim, baseia-se em um grande leque de crenças. Essas crenças vêm não só das lições que aprendemos com a vida como também do que nos ensinaram na infância, em uma época em que nosso terreno mental ainda estava livre de preconceitos e impressões inconscientes.

E é claro que esses julgamentos são limitados devido a sua subjetividade. Não é fato que duas pessoas sempre veem a mesma situação de maneira muito diferente e interpretam os fatos cada qual a seu modo? Em um casal, essa verdade é quase cômica.

Dois tipos de resposta

Para a pessoa ciumenta, a "verdade" é que é bem provável que seu parceiro a esteja traindo. Com base em uma situação inócua – ver alguém dar um beijo no rosto do parceiro, por exemplo –, a pessoa ciumenta cria uma "realidade" que se adequa à "crença". No entanto, tudo o que viu foi um beijo no rosto: esse é o fato, um fato neutro, mas, para a pessoa ciumenta, significa "meu parceiro está me traindo". Alguém confiante poderia interpretar o mesmo gesto da seguinte maneira: "Fulana que beijou meu parceiro gosta dele e tem toda a razão – ele é mesmo maravilhoso".

Mais um exemplo. Nesta manhã, acordo e olho pela janela: está chovendo. Fico decepcionado. Este é o único fim de semana de que disponho para sair com meu namorado. Planejamos uma longa caminhada e um piquenique. A chuva estragou o fim de semana. Posso passar o resto do final de semana me queixando ou posso decidir ser flexível e me adaptar a uma situação que não posso mudar. Que tal sair um pouco do meu pequeno "eu" e pensar nos agricultores que estão há dias à espera de chuva?

A mente tem uma atração desagradável pelo negativo

O problema é que a maioria dos juízos que fazemos são negativos e minam nosso estado mental. Nunca possuímos certa qualidade em grau suficiente. Estamos acostumados a nos criticar, e aos outros, e essas "ondas" negativas preenchem nossa vida cotidiana.

A mente "pensa" de forma sistemática que uma experiência insatisfatória é um problema. Causa, assim, emoções desagradáveis. Ela tomou sua decisão: isto não é bom, é um problema. Classifica a experiência como negativa e, a partir de então, faz todo o possível para garantir que não aconteça de novo. Se algo não funciona como planejado, caímos em decepção ou culpa ("Nunca vou conseguir"; "Sou um lixo"). Muitas vezes, ela decide que o melhor é sequer tentar de novo. Fecha-se e se nega a correr novos riscos.

Para complicar o quadro, a mente tem a infeliz tendência de levar tudo para o lado pessoal. É muito suscetível e sente que tudo o que acontece ao redor a tem por objeto.

A cada minuto do dia, nos emaranhamos em emoções e definimos posturas. Em uma discussão entre amigos, não é incomum que as vozes se levantem e as pessoas se tornem agressivas ou desagradáveis quando o tema da conversa desperta algo dentro delas. Mesmo quando não conhecemos muito bem o assunto, declaramos uma opinião firme e, quando ela é contestada, nos aborrecemos. Será que isso é necessário? Em pouco tempo, torna-se exaustivo nos alterarmos por qualquer coisinha que não seja compatível com o que queremos ou pensamos. Nossa energia é desperdiçada em emoções que muitas vezes são desagradáveis e nos desviam do curso de ação apropriado àquela situação.

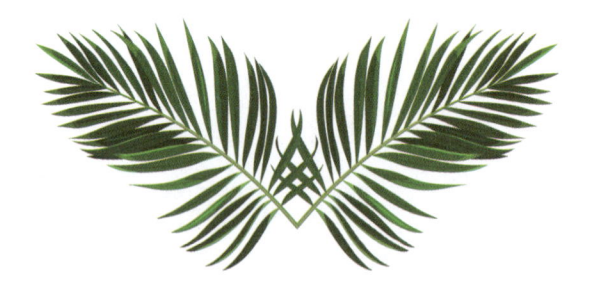

A SABEDORIA DOS ANCIÃOS

No mundo das energias, não há julgamento nem classificação. A experiência é o que é, e só. A energia universal não julga; nós é que julgamos. E, assim fazendo, desperdiçamos energia vital sem necessidade. Quando uma crítica entrar na sua cabeça, reconheça-a como tal e deixe que esse pensamento improdutivo vá embora. Do mesmo modo, se uma situação dá errado ou um projeto fracassa, aceite o fracasso como um fato, procure compreender de modo objetivo por que as coisas não deram certo e comece de novo. Não se martirize pelo fracasso; isso não tem sentido. Ao contrário, aprenda com ele e vá em frente. Toda experiência é uma oportunidade para mudar, adaptar-se, crescer e desenvolver clareza e força interior ainda maiores.

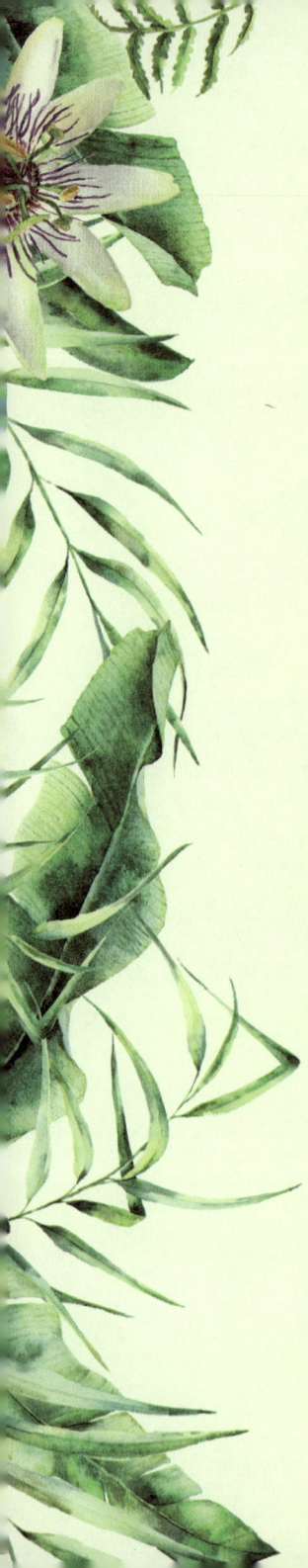

A mente limita a escolha das reações

Um dia, Uncle ("Tio") Robert Keliihoomalu, um sábio que mora em Puna, na região sul da Ilha Maior, disse:

> Não acredite em tudo o que a mente lhe diz; o único instrumento que ela tem à disposição para analisar uma situação é a comparação com o que você já conhece: o passado. Mas o passado não é o presente. O que aconteceu no passado não existe no presente. As experiências do passado são apenas experiências do passado. As circunstâncias que existiam naquela época já não existem. Agora, as circunstâncias são outras. Não use a mente para tomar uma decisão; use-a para analisar a situação de forma objetiva, mas a escolha deve vir de outra parte, de um lugar que a mente é incapaz de acessar.

Você talvez vá argumentar que, quando a criança descobre que o fogo queima, ela guarda aquela lição e não volta a se aproximar do fogo. A experiência é útil, e a criança aprendeu algo tangível: o fogo queima. Isso vale para todas as experiências. São úteis, sem dúvida, para nos impedir de cometer os mesmos erros. No entanto, há uma diferença entre as experiências baseadas nas leis físicas e as baseadas nas leis da energia. As leis físicas têm a peculiaridade de serem eternamente recorrentes e, assim, a experiência processada pela mente mantém sua utilidade.

As leis da vida são muito diferentes. Não podemos usar experiências passadas para julgar se uma experiência presente será boa ou má. As circunstâncias mudaram, tudo mudou ao nosso redor, e ninguém conhece os respectivos efeitos. Cada nova experiência está sujeita ao presente, e apenas ao presente.

Uma história de amor que deu errado

Imagine uma mulher que entregou seu coração a um homem sem restrições. Ela lhe deu tudo – sua confiança, seu amor –, mas a relação não deu certo e o parceiro a abandonou. Ela perde a confiança. Em nenhum momento diz a si mesma: "Fui honesta, sincera e dei tudo o que pude. Se ele não estava tirando nada bom desse relacionamento, significa que não é a pessoa certa para mim. Confio que a vida me dará outro companheiro que me amará como mereço". Em vez disso, ela diz a si mesma que a culpa foi dela ou que não agiu de modo correto. Assim, a dor da separação se instala, e uma memória cria raízes.

No dia em que ela encontra outro provável parceiro, essa memória é reativada e, junto dela, o sentimento de abandono ou traição. É possível então que essa mulher deixe de viver a história mais bela de sua vida por medo de que a história anterior se repita. Se pensar demais, não vai se arriscar, por medo de se machucar; ou ficará sob tanta suspeita, que o relacionamento se tornará impossível. No entanto, tudo é diferente: não é a mesma pessoa nem a mesma história. Se ela ouvir sua intuição, talvez tenha coragem de tentar a sorte sem deixar que o medo destrua essa nova oportunidade. Mas, se levar em conta a mente e os sofrimentos passados, o mais provável é que deixe passar a oportunidade ou dê fim ao relacionamento.

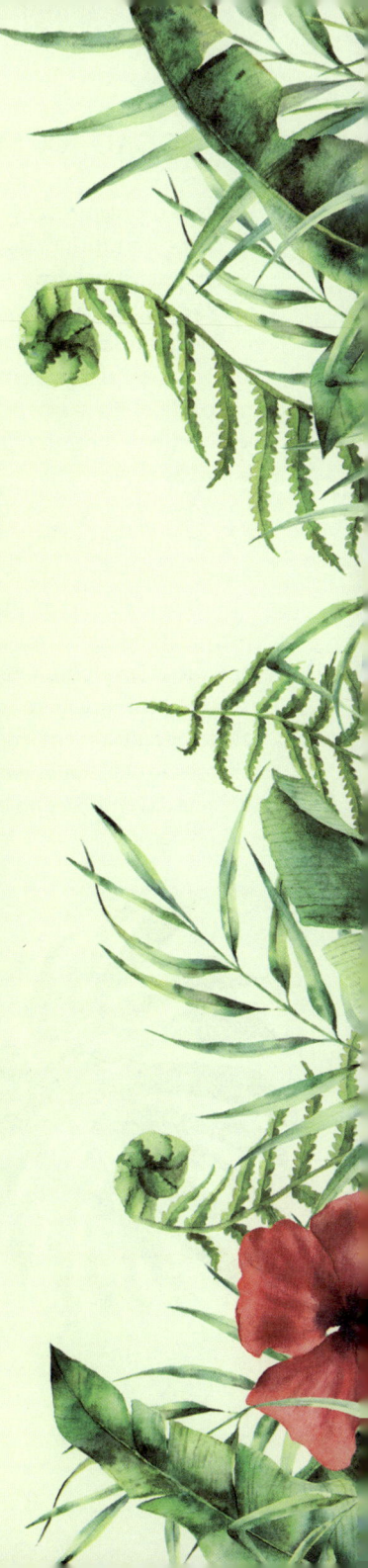

A EMOÇÃO, COMPANHEIRA DA MENTE

Todos os dias sentimos centenas de emoções. Fortes ou leves, elas mudam em silêncio a química do nosso corpo, o que muitas vezes resulta em um estresse exaustivo e impossível de administrar.

Na década de 1970, a dra. Candace Pert, farmacologista norte-americana, fez pesquisas que a conduziram a conclusões surpreendentes: quando pensamos em algo ou sentimos uma emoção, mensageiros químicos (neuropeptídios) são postos em movimento para fazer essa informação circular pelo corpo e comunicar às células as emoções ligadas a esse pensamento. Assim, os pensamentos e as emoções se transmitem às células, transformando-se em sensações físicas. Quando estas são agradáveis, ótimo. Quando não são, "estressam" o corpo e a mente e têm efeito real sobre nossa saúde, nossa longevidade e nosso estado mental.[5]

É fácil observar: quando estamos felizes, o corpo se sente leve e nosso rosto se acende com um sorriso. Quando estamos com raiva, o coração parece que vai explodir. Quando estamos com medo, ele se aperta. Todas as emoções têm um efeito sobre o corpo físico; nossos pensamentos, em geral, desencadeiam emoções menores e outras mais significativas, que nem sempre são detectadas por nós. O desafio está em tomar consciência da influência das emoções no bem-estar interior e na qualidade de vida.

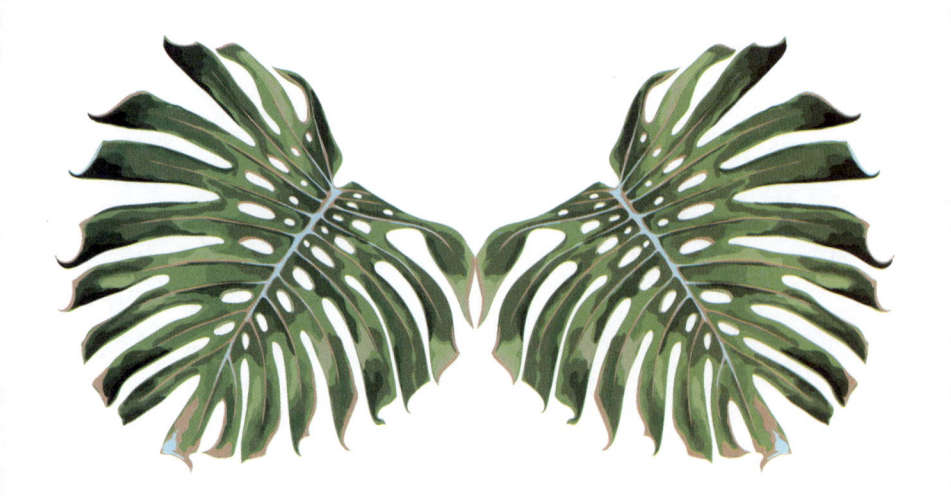

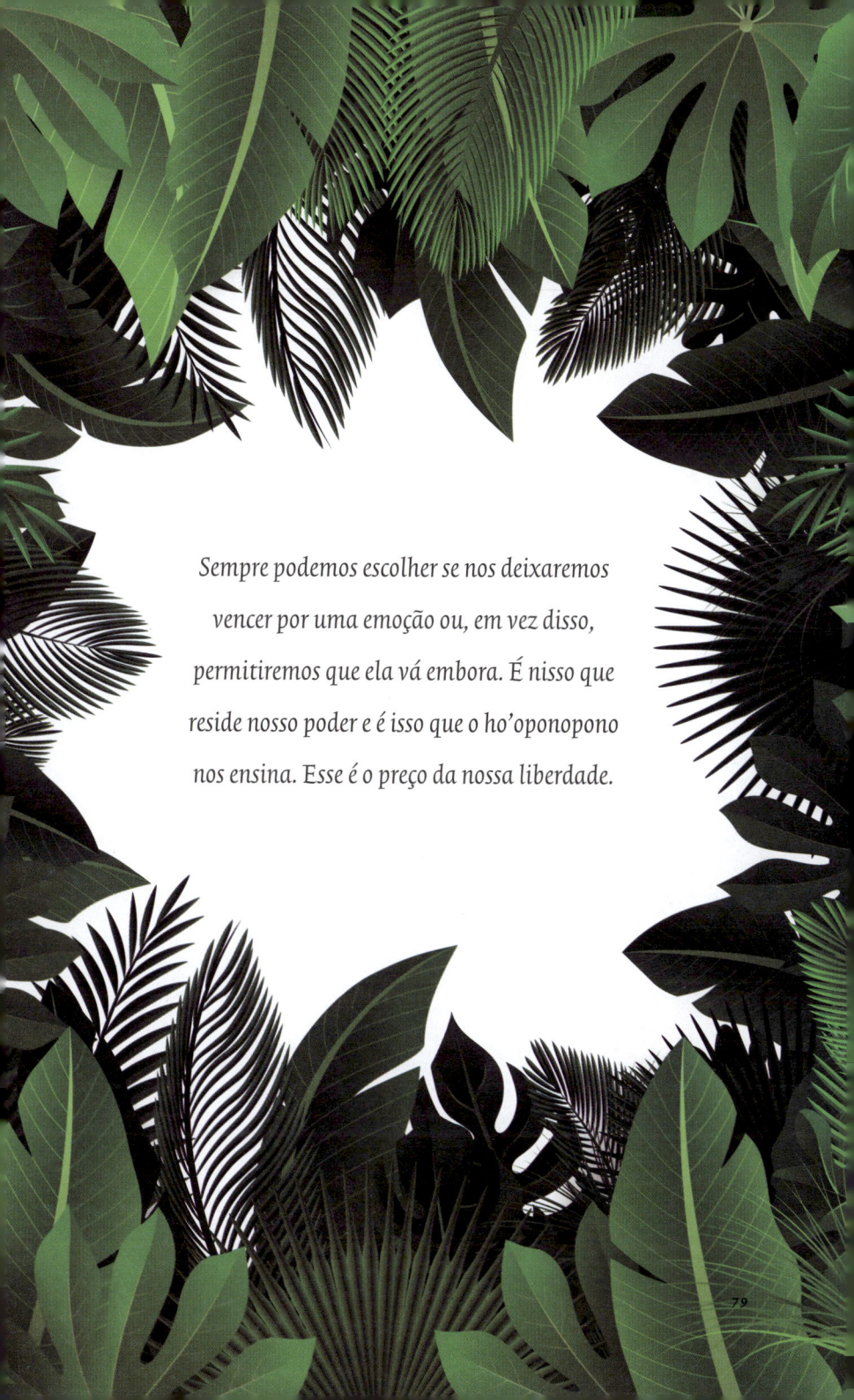

Sempre podemos escolher se nos deixaremos vencer por uma emoção ou, em vez disso, permitiremos que ela vá embora. É nisso que reside nosso poder e é isso que o ho'oponopono nos ensina. Esse é o preço da nossa liberdade.

Emoções: guias extraviados e, muitas vezes, cegos

Nossa sociedade decidiu se concentrar nas emoções, nos grandes dramas de romances e filmes, nos redemoinhos apaixonados dos amantes. As emoções ocupam o centro do palco. Em outras culturas, a situação é diferente. O exemplo mais surpreendente é, sem dúvida, o do Japão. Nesse país, as emoções não devem ser manifestadas nem reveladas.

Na cultura havaiana, os sábios são precavidos em relação a quaisquer emoções que possam querer se infiltrar em seu mundo interior, quer se trate de um sentimento de exaltação, quer de ira intensa. Sabem que as emoções não são boas conselheiras, que podem distorcer a realidade e nos impor estados dos quais muitas vezes nos tornamos escravos. A liberdade está na escolha que fazemos, momento a momento, emoção a emoção, de nos deixar ou não arrastar por elas.

Na realidade, as emoções são fenômenos estranhos. Podem ser fortes o bastante para arrasar tudo o que estiver em seu caminho. Prestamos atenção a elas e nelas mergulhamos, dispostos a nos deixar arrastar. No entanto, as emoções que nos sobrepujam muitas vezes nos impedem de ver as coisas como de fato são. A emoção altera a realidade e nos faz perder o discernimento. Quando agimos "embriagados" por uma emoção, o resultado costuma ser positivo? Quase nunca!

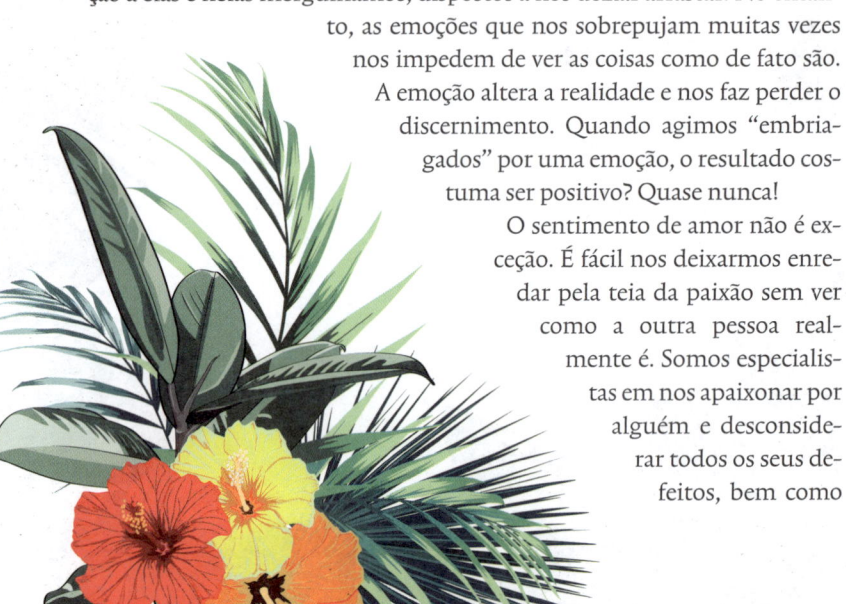

O sentimento de amor não é exceção. É fácil nos deixarmos enredar pela teia da paixão sem ver como a outra pessoa realmente é. Somos especialistas em nos apaixonar por alguém e desconsiderar todos os seus defeitos, bem como tudo o que intuitivamente nos incomoda, pois aquele sentimento é tão maravilhoso... Mas acordamos para a dor quando o sentimento de paixão se esgota e nossos olhos se adaptam para ver com mais clareza.

A tirania das emoções negativas

Várias emoções que experimentamos acabam tendo algo negativo como consequência. Ainda assim, permitimos que elas nos invadam sem combatê-las. Elas impõem-se a nós e passamos a nos debater com tumultos interiores. Os havaianos têm uma palavra para designar esse estado de coisas: *pilikia*.

Pilikia é uma mistura de pensamentos negativos e emoções que transformam a vida em um inferno. Tudo o que fazemos todos os dias, negando a realidade do que acontece em nossa vida, é *pilikia*. Esse estado mental envenena nosso ser interior, o qual se afunda no medo, na raiva, na negação e no sentimento de injustiça.

Pilikia é tudo o que nos mantém aprisionados e nos faz infelizes – todos os grandes dilemas que fazemos questão de encontrar no dia a dia. São também os pensamentos obsessivos, as preocupações e os problemas. É como um veneno que nos corrói por dentro. Nada que possa restaurar em algum grau a harmonia – a alegria de um sorriso, a felicidade de estar com amigos, o prazer de partilhar, de simplesmente estar vivo – é capaz, às vezes, de competir com esse imenso mar de emoções negativas.

Sr. e sra. "Problemas em Toda Parte"

Você já conheceu alguém para quem tudo é um problema? Essa pessoa reclama o tempo todo: o ônibus está atrasado, o degrau para embarcar é muito alto, o ônibus está lotado, não há lugar para sentar... Essa pessoa passa o dia inteiro no estado de *pilikia*, vive assim. Em algum momento da vida, em razão de um evento doloroso ou de um trauma de infância, pessoas como essa fizeram uma escolha – a qual, muitas vezes, é inconsciente. Sejam quais forem os motivos implícitos nessa escolha, o resultado foi claro: passaram a viver de energias negativas, tornando-se até dependentes delas. Isso lhes é conveniente, e só mudarão se tiverem a chance, um dia, de transformarem suas crenças e perceberem que é possível viver de maneira diferente.

Em seus atendimentos, Aunty Mahealani parece às vezes um pouco severa. Para quem reclama da situação difícil que está vivendo, ela diz: "Quando quiser avançar, diga... Aí sim poderemos fazer alguma coisa". Na verdade, enquanto estivermos em constante estado de reclamação, criando emoções negativas em nós mesmos, não seremos capazes de encontrar a saída e permaneceremos presos no mundo de *pilikia* ("Por que isto está acontecendo comigo?"; "Isto não é justo!"; "Que coisa mais assustadora!"; "Eu gostaria de compreender..."). Enquanto permanecermos nesse estado mental, nada será possível; estaremos fechados. Por infelicidade, muita gente permanece trancada nessa prisão durante anos e anos. Pelo menos em nível inconsciente, não querem escapar desse estado. É só quando decidimos dizer "basta" que a mudança se torna possível.

Deixando para trás o mundo dos problemas

Pense na última situação em sua vida que o conduziu por uma estrada de emoções negativas. Visualize a situação e faça a si mesmo as seguintes perguntas:

- O que realmente aconteceu (sem projetar minha interpretação nos fatos)?
- Como me senti?
- Essa emoção era justificada?
- Por quê?
- Eu poderia ter me sentido de outra maneira?
- Poderia ter reagido de outra maneira?
- O que ganhei com essa emoção?
- Ela me ajudou a encontrar um caminho para seguir adiante?
- A escolha que fiz foi a melhor para mim?
- E para as outras pessoas?

Se você responder a todas essas perguntas com honestidade, descobrirá, sem dúvida, que tinha outras escolhas à sua disposição. Procure todas as opções de ação possíveis antes de decidir como vai "entrar na arena".

No ho'oponopono tradicional, a decisão e o curso de ação devem ser ditados sobretudo pela intuição e pela inspiração, por sentimentos mais instintivos.

A SABEDORIA DOS ANCIÃOS

As emoções são "visitantes" que chegam ao seu mundo interior. Você não é obrigado a aceitá-las em sua "casa". É então que entram em jogo sua vontade e seu poder. Depois de reconhecer quem está batendo à sua porta, é você quem decide se deve ou não abrir a porta para esses sentimentos e as consequências deles em sua vida.

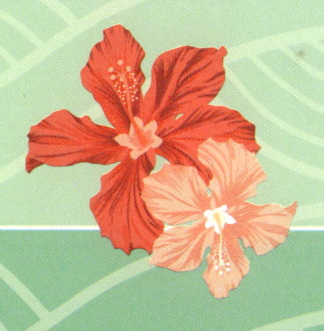

Quando a mente silencia e a emoção se ameniza

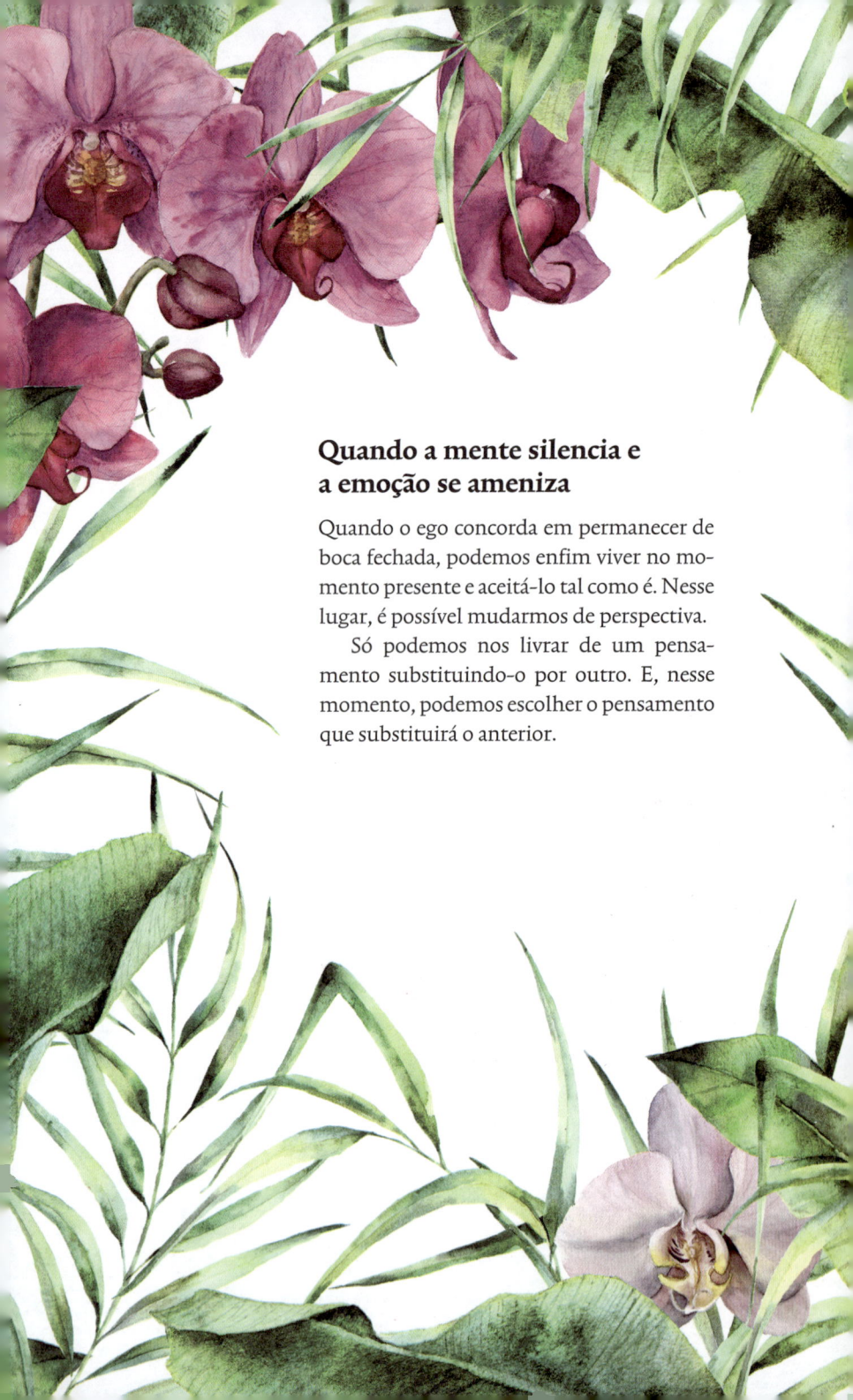

Quando o ego concorda em permanecer de boca fechada, podemos enfim viver no momento presente e aceitá-lo tal como é. Nesse lugar, é possível mudarmos de perspectiva.

Só podemos nos livrar de um pensamento substituindo-o por outro. E, nesse momento, podemos escolher o pensamento que substituirá o anterior.

A SABEDORIA DOS ANCIÃOS

Mais uma vez, Aunty vem nos salvar ao oferecer seus conselhos: para "tratarmos" nossas misérias, temos de partir do simples reconhecimento de que temos um problema e estamos afogados em *pilikia*, e que isso nos impede de viver nossa existência em plenitude. Muitas vezes, nossa cabeça está repleta de negatividade e limitações. O segundo passo é estarmos cem por cento dispostos a fazer todo o possível para sair dessa prisão que construímos para nós. E o terceiro passo é a transmutação permanente de pensamentos e reações.

PRESERVAÇÃO DA LIBERDADE DE ESCOLHA

As emoções são e sempre serão elementos naturais da vida, mas não se deve permitir que se tornem tiranos contra os quais somos impotentes. Os anciãos nos aconselham a ser muito vigilantes. Quando uma emoção surge, é importante tirar um "retrato" dela e examiná-la por alguns segundos antes que ela domine todo o nosso ser. Precisamos tentar nos acalmar, respirar fundo e projetar o olhar para além da emoção que acaba de ser ativada. Podemos então escolher se queremos deixá-la ocupar seu lugar dentro de nós ou recusar-lhe a entrada.

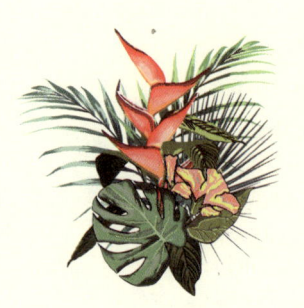

> *A grande questão é escolher o que faremos ao lidar com o que o mundo exterior provoca em nós.*

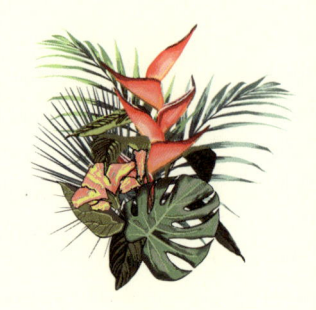

A escolha que faço implica necessariamente emoções. Se forem positivas, ótimo. Se, no entanto, forem negativas, preciso procurar o que está causando essas consequências desagradáveis.

Para começar, podemos "dominar" certas emoções recorrentes e dolorosas em pequenos acontecimentos da vida cotidiana. Começar com coisas pequenas é uma boa maneira de assegurar que seremos capazes, no fim, de obter sucesso também com as grandes.

Mudança de "hábitos"

Uma jovem tem o hábito de se enfurecer quando o companheiro não a avisa de que chegará tarde em casa. Quando ele por fim chega, ela o ataca e exige explicações. Sente-se desrespeitada e afirma, vezes sem conta, que ele deveria ter-lhe mandado uma mensagem. Em consequência, a noite está acabada. A mesma coisa acontece toda vez que ele chega tarde em casa. Ela se deixa dominar pelas emoções, mas isso não a faz obter o que quer: um pouco mais de respeito.

Se essa mulher decidir viver de acordo com o *pono*, compreenderá que essa emoção é inútil e, acima de tudo, que não resultará em nada positivo. Em vez disso, ela deixará a emoção se amenizar e depois vai investigar a própria alma para procurar determinar por que esses atrasos lhe são tão dolorosos. Talvez se lembre de que, na infância, o pai quase nunca estava em casa – vinha para casa quando lhe dava na telha – e que isso deixava sua mãe muito infeliz. Talvez recorde que seu último relacionamento terminou com o ex chegando sempre tarde em casa, pois estava saindo com outra mulher.

Assim, na próxima vez em que o companheiro chegar tarde, ela decidirá reagir de outra maneira. É claro que a raiva ainda vai marcar presença, mas, dessa vez, ela a observará chegar e não a deixará entrar. Pelo contrário, escolherá uma estratégia diferente. Ela tem várias opções, entre as quais:

- Decidir não esperar por ele e organizar sua noite sem ele.
- Deixá-lo relaxar e só então conversar calmamente com ele.
- Explicar que o que ele faz a deixa aborrecida porque desperta lembranças ruins.
- Pedir-lhe – não sob a influência da raiva, mas com calma – que procure telefonar para alertá-la de que chegará tarde, para que ela não sofra essas emoções dolorosas.

Talvez ele entenda que isso é importante para ela e concorde em tranquilizá-la. Mesmo que torne a esquecer uma vez ou outra, ela saberá que ele está se esforçando e vai conseguir manter a calma.

A meta não é se tornar uma espécie de autômato que controla todas as emoções, pois isso é impossível. Trata-se menos de manter um controle permanente e mais de ter consciência do que ocorre dentro de nós. Para impedir esses frequentes abalos, precisamos ter o máximo de consciência das emoções que sentimos, reconhecendo-as e aceitando-as ou, se forem desagradáveis, deixando que partam sem nos apegarmos a elas. Caso a emoção desencadeada seja útil para resolver a situação, que bom. Por outro lado, se não for, vale a pena explorar outros caminhos.

A SABEDORIA DOS ANCIÃOS

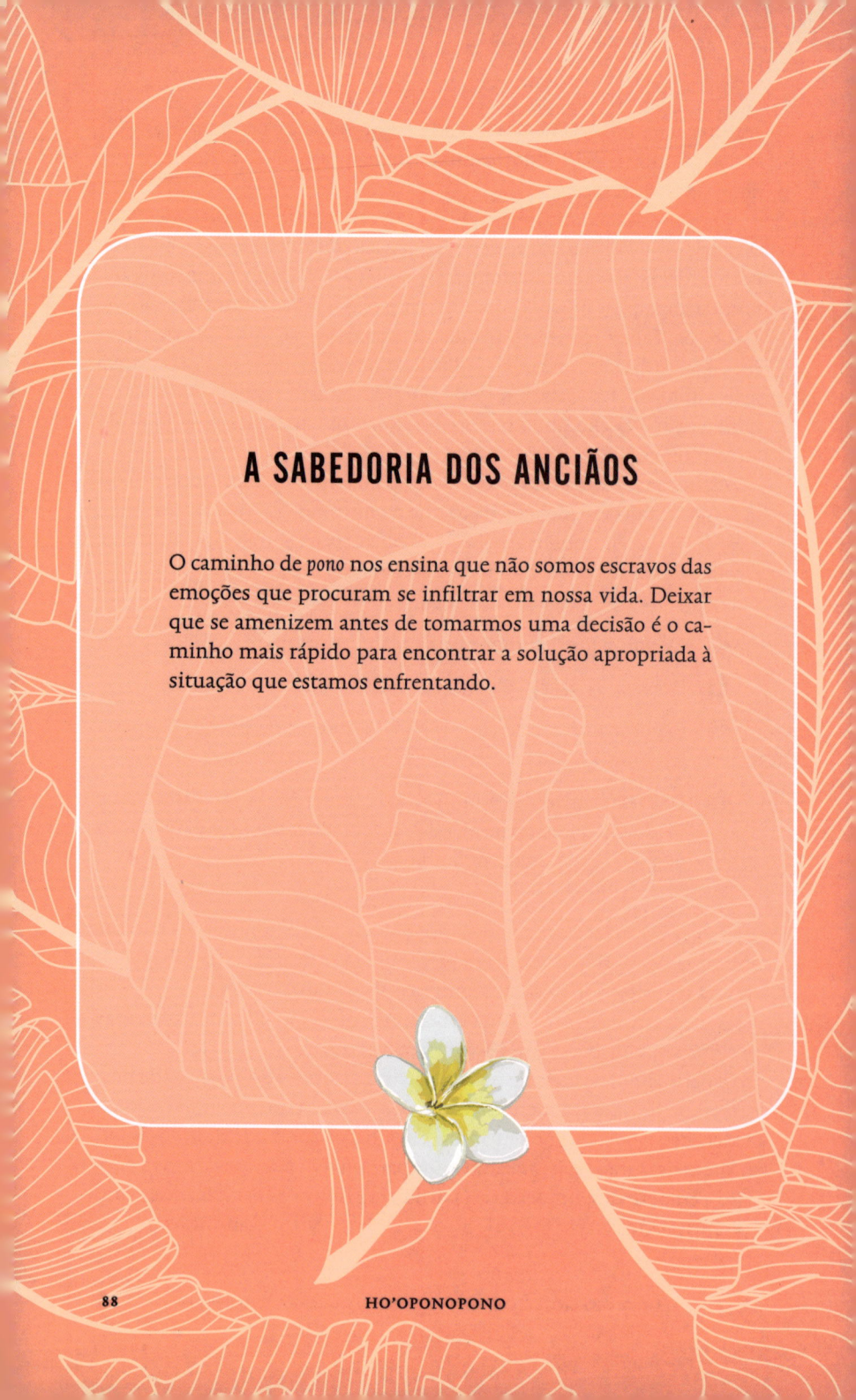

O caminho de *pono* nos ensina que não somos escravos das emoções que procuram se infiltrar em nossa vida. Deixar que se amenizem antes de tomarmos uma decisão é o caminho mais rápido para encontrar a solução apropriada à situação que estamos enfrentando.

A mudança começa com a vigilância: quando uma emoção aparece em nosso mundo interior, podemos nos deixar dominar por ela – caso em que ela em pouco tempo nos tiraniza – ou podemos reconhecê-la, mandá-la se acalmar e seguir em frente. Há também um terceiro caminho: podemos deixar que ela se expresse de modo consciente, pois ela tem um propósito a cumprir naquele exato momento. Imagine, por exemplo, que um amigo mentiu para você. Se deixar que a raiva se expresse, vai liberar a tensão; quando a raiva tiver se exaurido e as coisas tiverem se acalmado, aí então será hora de refletir.

Se *decidir* (você faz essa escolha; nada lhe é imposto) deixar-se levar por essa emoção, que assim seja! Estará cedendo à emoção; você a aceita e a reconhece com honestidade. Mergulha nessa emoção e a sorve, até se fartar. Se as outras pessoas não o compreenderem, azar; sua vontade é essa. Porém, se não for essa a sua vontade, terá de dispor de instrumentos para fazer diferente. Para poder fazer a escolha, terá de se investigar: de vez em quando, é útil enganar a si mesmo. Vamos falar mais dessa questão em algumas situações do dia a dia.

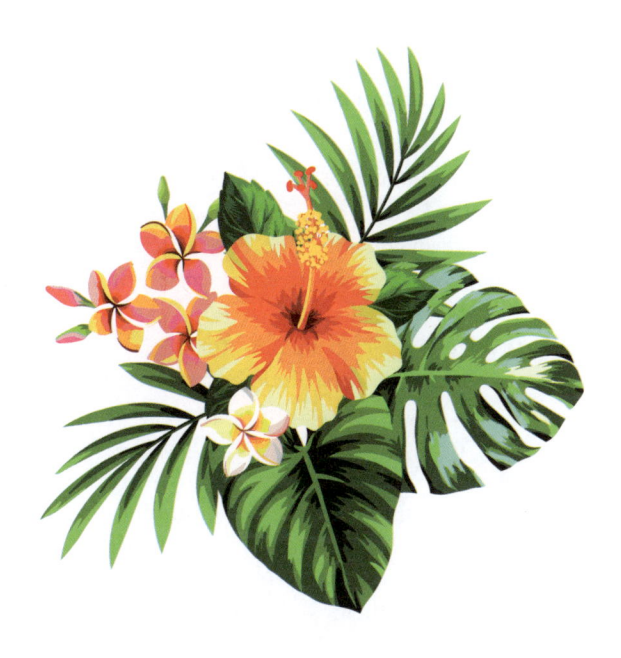

Dizer "sim" às emoções e deixá-las partir

Digamos que more em um prédio e tenha um vizinho barulhento, que o aborrece. Caso fique bravo, estará dizendo "não" à situação, embora não seja responsável por ela. Toda a sua força estará concentrada nesse "não". Começou o conflito interno. Basta, no entanto, dizer "sim" para que as energias mudem. Dizendo "sim", você aceita a situação tal como é. Isso não significa que o barulho vai parar de incomodá-lo; ele ainda está lá, mas você disse "sim" a ele. A energia que entra em jogo, então, é muito diferente. O "sim" ameniza e transforma a energia. Diga e pense: sim-sim-sim. Agora é possível encontrar as soluções apropriadas. Enquanto disser "não", será impossível encontrar um curso de ação correto. A emoção negativa despertada pelo "não" conduz ao conflito interior; o "sim" conduz à calma, que é o primeiro passo rumo a uma solução justa.

Uma vez que o horizonte esteja limpo de emoções negativas, pode ter certeza de que haverá soluções. Será possível, por exemplo:

- Conversar com a pessoa e convidá-la para tomar algo a fim de conhecê-la.
- Levantar o assunto em uma reunião de condomínio.
- Isolar acusticamente o teto.

Todos os acontecimentos da vida podem proporcionar uma oportunidade para a prática da aceitação e da calma. Pensemos em outro exemplo. O último boletim do seu filho estava péssimo. Despertaram-se, assim, duas emoções: decepção (irritação com o filho por não fazer esforço suficiente) e medo (pelo futuro dele).

Já de posse de todos esses elementos, torna-se possível resolver o problema. Os fatos: seu filho não está indo bem na escola e isso lhe provocou várias emoções. "Veja" as emoções que tentam se impor a você. ("É verdade, estou bravo, estou decepcionado, estou com medo pelo futuro dele...".)

Aceite-as tal como são, sem se opor a elas. Reconheça que é inútil negá-las e que isso só vai produzir ainda mais conflitos internos. Dizer a si mesmo: "Eu não deveria me sentir assim"; "Não é normal que eu me sinta assim"; "Minha reação é exagerada" etc. é algo que não tem utilidade alguma. São esses os seus sentimentos e ponto-final.

Aceite, portanto, essas emoções e expresse-as se for necessário, mas saiba que o melhor é não tomar nenhuma decisão nesse momento. Como você já sabe, nada de bom pode ser produzido por emoções e energias negativas.

Espere até se acalmar. Uma vez que sua mente esteja límpida, procure decifrar as emoções uma a uma:

- O que estou sentindo exatamente?
- Como essas emoções se manifestam em meu corpo?
- Quando senti isso antes?
- Do que isso me lembra?
- Essa emoção me ajuda?
- Acrescenta algo à minha experiência?
- Ela me ajuda a resolver o problema?

Depois de repassar e analisar suas emoções, chegou a hora de implementar as soluções apropriadas; também é hora de se comunicar com seu filho sem que as emoções impeçam um diálogo construtivo. Se a sua energia for positiva ("vamos encontrar uma solução"), o curso de ação que decidiu adotar também terá toda chance de ser positivo.

É claro que não podemos passar o dia inteiro entregando-nos à introspecção, mas, de vez em quando, vale a pena observar e desemaranhar os fios de nossas emoções mais poderosas a fim de obter entendimento. Ao analisar uma emoção, podemos descobrir o pensamento que a provocou e, talvez, até descobrir um modo de pensar há muito repetido e profundamente entranhado.

Quando esperamos até nos acalmar, adquirimos uma compreensão mais clara de como o ego funciona e o deixamos "sob controle", para evitar cometer os mesmos erros. Esse processo pode produzir resultados incríveis no trabalho com comportamentos repetitivos.

Falemos agora sobre padrões de pensamento. Todos nós sabemos que carregamos bagagem emocional para cá e para lá. Quanto mais os anos passam, mais esse fardo se torna incômodo. Repetimos com frequência os mesmos erros. Mas os mestres havaianos acreditam que tudo isso pode ser revertido e outros caminhos podem ser trilhados. Vamos falar sobre isso no próximo capítulo.

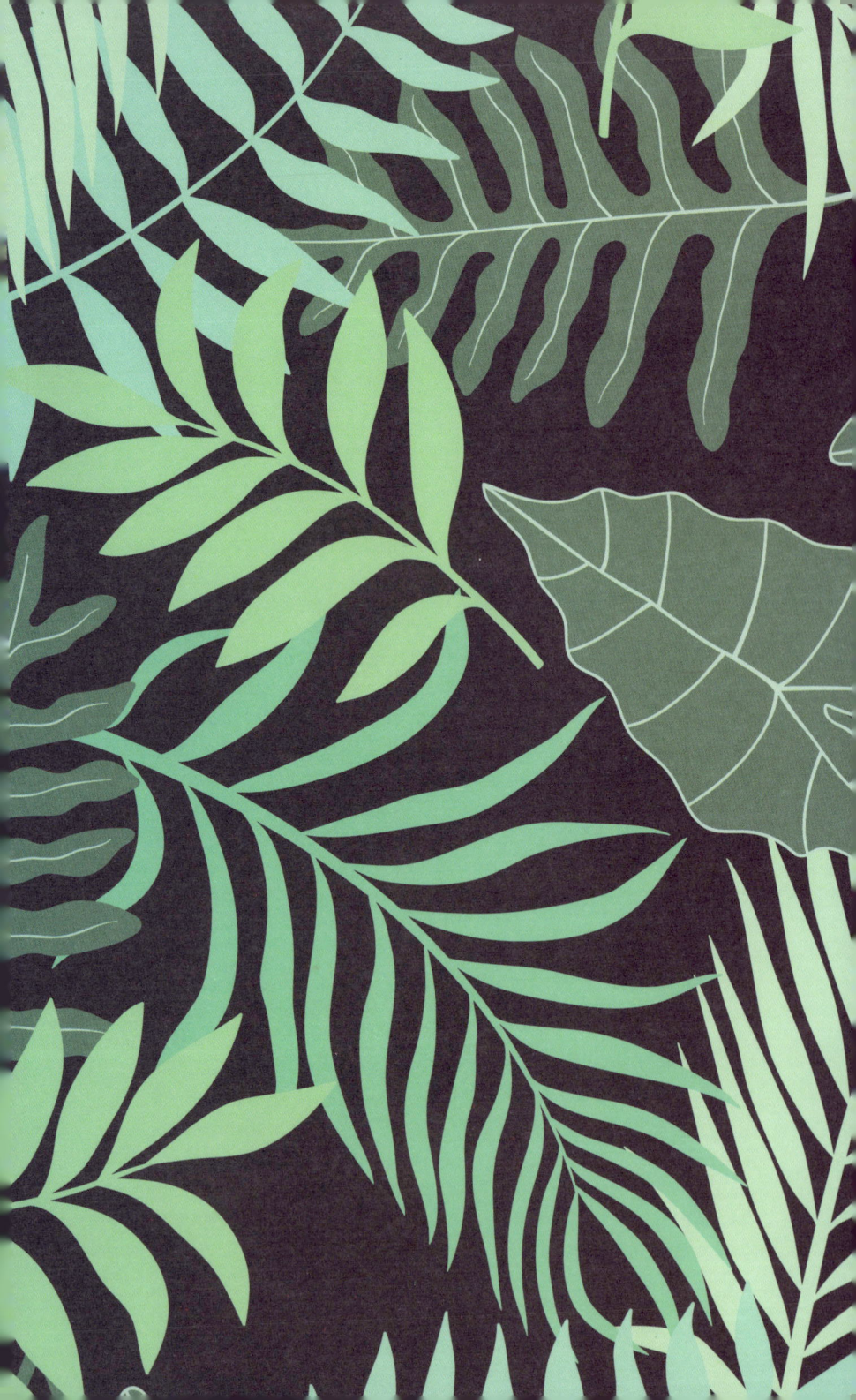

CAPÍTULO 3

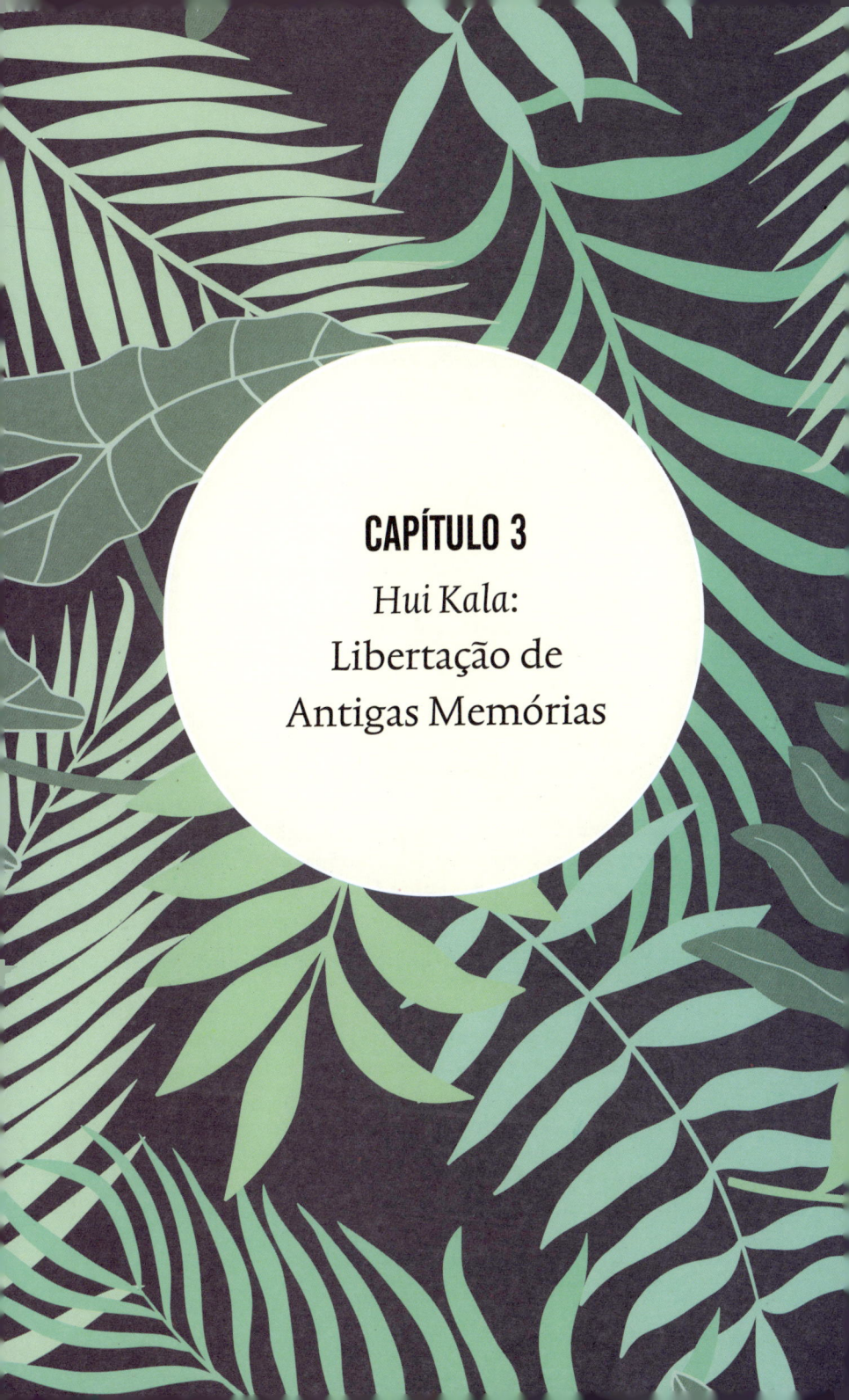

Hui Kala:
Libertação de
Antigas Memórias

Como todos sabemos, nossos processos de pensamento – que são quase todos inconscientes e entranhados no fundo do nosso ser – nos impedem, a maior parte do tempo, de fazer mudanças cruciais em prol do bem-estar. Esses modos de pensar também prejudicam nosso relacionamento com as outras pessoas. Sentimo-nos em uma prisão invisível da qual é difícil escapar, embora desejemos muito respirar ar fresco e ver as coisas de outra maneira.

Todos nós vivemos sob crenças que muitas vezes são inconscientes e determinam o nosso comportamento. Essas crenças podem ter nascido de antigas memórias ou de uma opinião que adotamos como nossa. Qualquer que seja a fonte delas, tornam-se um programa arraigado que continuamos repetindo em nossa vida.

Os havaianos dizem que essas memórias são uma criancinha dentro de nós (chamam-na de *unhipili*). Essa criancinha passou a acreditar em algo – decidiu acreditar no que lhe disseram ou no que sentiram –, e essa crença transformou-se em um tijolo que ela usou para construir sua personalidade.

Os padrões de pensamento tornam-se crenças, e estas se tornam limitações em nossa vida. É claro que, quando algo se fixa desse modo, acaba por deter o fluxo da vida. O trajeto para algo diferente torna-se uma verdadeira corrida de obstáculos.

Os anciãos do Havaí acreditam que todos esses programas podem ser purificados. Nana Veary fala em "desobstruir canais". Esses canais são as maneiras como pensamos e sentimos as coisas, os acontecimentos e as pessoas. Ela explica que esses canais costumam ter bloqueios.

Em certa medida, somos responsáveis pela maior parte das coisas que vivemos, pois repetimos antigos padrões de pensamento e comportamento, os quais se tornam, então, caminhos que percorremos o tempo todo sem sequer pensar. Nosso estado mental é determinado pelas escolhas que fazemos e "atrai", por sua vez, experiências correspondentes.

Alguns desses caminhos podem ser modificados com a ajuda de uma séria introspecção. Outros, no entanto, estão ligados a memórias inconscientes tão antigas e profundas, que a mente consciente não pode encontrá-las, pois estão muito bem escondidas. A maioria delas surgiu há muito tempo, na infância, em uma época em que éramos vulneráveis e acreditávamos em tudo o que nos diziam. É aí que entra em jogo o trabalho da energia universal.

O universo nos oferece uma maneira poderosa de nos libertar dessas memórias por meio da lei do perdão.

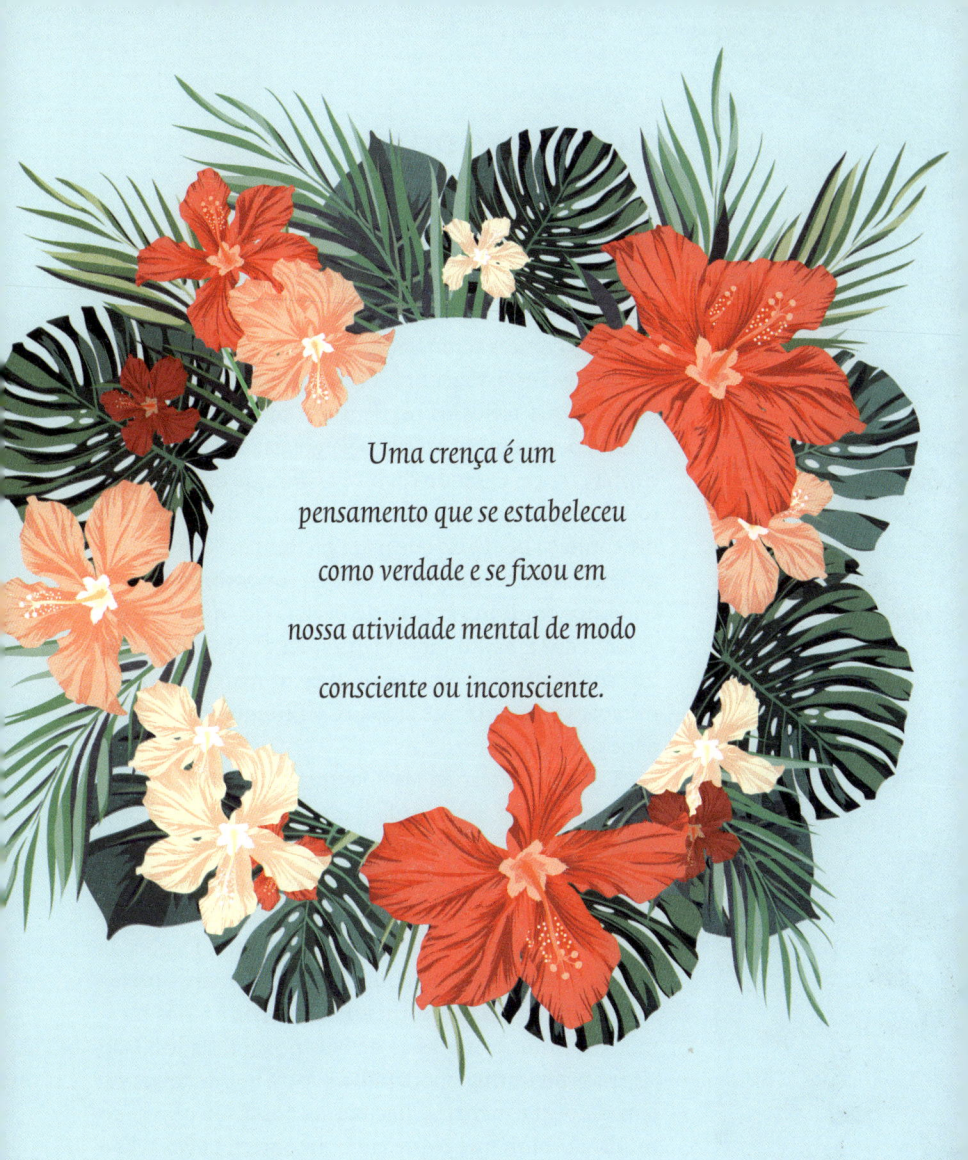

> Uma crença é um pensamento que se estabeleceu como verdade e se fixou em nossa atividade mental de modo consciente ou inconsciente.

Essa lei, fundamental aos olhos dos sábios e sábias das ilhas do arco-íris, é tão poderosa que a cultivar pode liberar uma energia capaz de efetuar uma transformação real. Sem saber como, você se verá liberto de certas memórias do passado. Ficará surpreso ao se sentir mais leve, menos ensimesmado e mais aberto ao mundo. Alguns temores e ansiedades darão lugar ao desejo de seguir em frente. Quando sair da prisão, o mundo se abrirá e tudo se tornará possível.

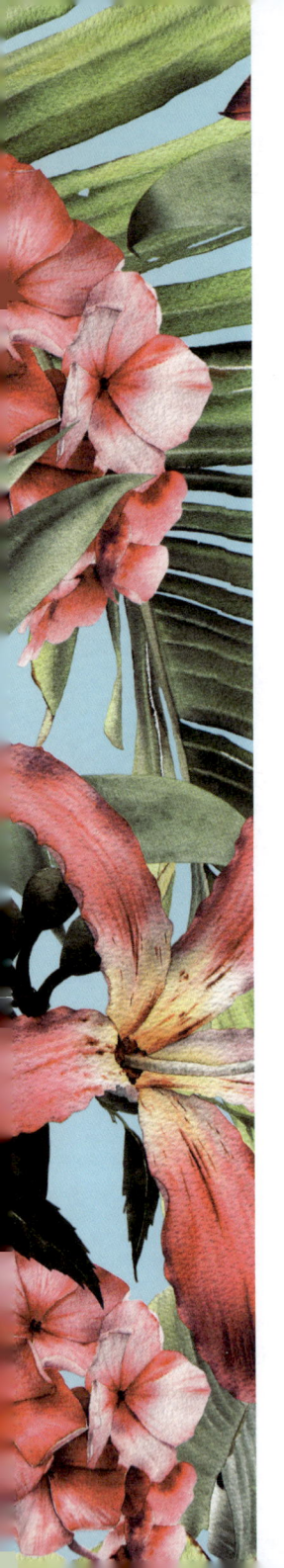

CICATRIZES DO PASSADO

O que molda nossa identidade – tudo o que pensamos ser "eu", "isto é quem eu sou" – é, na verdade, um conjunto de crenças, hábitos e pensamentos que construímos no decorrer da vida.

Essas crenças têm relação com todos os aspectos de nossa existência: dizer que a vida é difícil é uma crença; declarar que todos os homens são mentirosos é uma crença; pensar que é preciso ser egoísta para ter sucesso é uma crença. Quando digo "é assim que eu sou", "eu sou assim mesmo", estou agindo sob a ilusão de que me conheço bem e de que nada vai mudar. "O melhor é as pessoas se acostumarem, pois eu sou assim mesmo." Ouvimos muito esse tipo de declaração, mas será ela verdadeira? É assim mesmo que você é? No outro lado do espelho podem estar escondidas as mais diversas limitações e crenças que acabam definindo uma identidade particular.

Talvez você responda: "Mas qual é o problema? Isso moldou minha identidade e é normal vivermos com valores, crenças e opiniões". Tem certeza mesmo?

Os anciãos do Havaí nos dizem que a maioria dessas crenças diminui nossa capacidade e limita a abundância de oportunidades que a vida nos oferece. Depois de decidirmos que isto ou aquilo é bom ou mau, que somos assim ou assado, rotulamos as coisas e a nós mesmos e excluímos todas as demais possibilidades. Não abrimos nenhuma oportunidade para que as coisas sejam de outra maneira. Recusamo-nos a ver que tudo muda e evolui; que o que era bom ontem talvez não o seja hoje. Recusamos nos submeter à lei da mudança permanente.

Como nossas memórias são construídas?

Quando nascemos, estamos plenos de potencial; tudo ainda é possível, nossa vida é um terreno virgem onde nada foi construído. Mas então, muitas vezes de modo involuntário, nossos pais, nossa família, a sociedade em que vivemos constroem casas nesse terreno que acabam bloqueando a vista do céu.

Constroem e tornam a construir, até que o terreno fique quase todo ocupado. E é claro que, na infância, nos identificamos com esses edifícios, pois nos tranquilizam; já não vemos o verde infinito do terreno, somente os edifícios. Esquecemo-nos de que edifícios podem ser demolidos; de que podemos construir, no lugar daqueles, outros que sejam melhores e mais úteis para nós.

Além deles, acumulamos nossas próprias estruturas. Todo evento do passado abre caminhos em nossa mente com base na ressonância positiva ou negativa que teve em nosso subconsciente.

A construção das limitações

Uma menina está com dificuldades na escola; ela se esforça, mas não consegue alcançar resultados que satisfaçam seus pais. Por outro lado, é brilhante em desenho e adora desenhar: é capaz de ficar sentada durante horas, concentrada em seus desenhos. A mãe, no entanto, não a deixa ficar desenhando e a faz estudar mais a fim de tirar notas melhores. Pensa estar fazendo a coisa certa; é pelo bem da filha que diz sem parar: "Você não está se concentrando; nunca vai chegar a lugar algum se não parar de desenhar e começar a estudar matemática". Todo dia, durante anos, a menininha recebe mensagens que a deixam infeliz: não me permitem fazer o que me deixa bem; não é bom que eu me divirta; a vida é cumprir deveres e me esforçar.

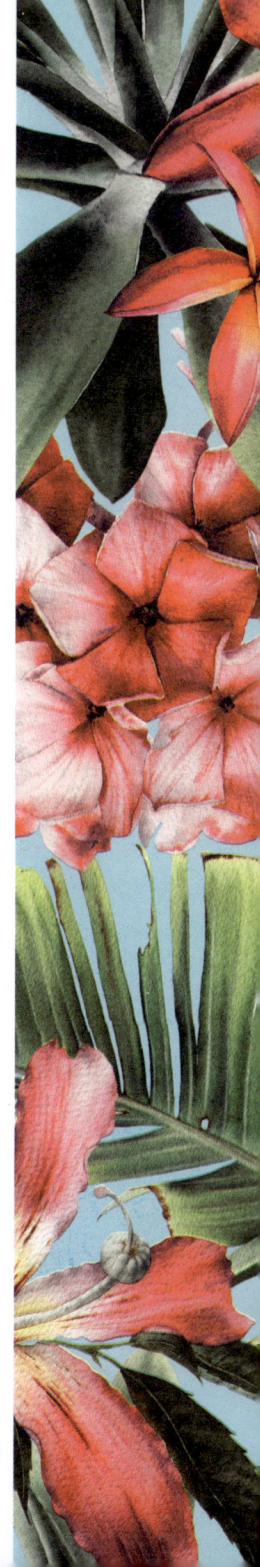

Ela transformará esses pensamentos em crenças e em um padrão de comportamento e, assim, criará uma memória. Essas informações estarão incorporadas em seu corpo e sua mente e acabarão por definir um aspecto de sua identidade: "Não é bom fazer algo que me dê prazer; é preciso me esforçar e lutar sem parar". Ela fará de tudo para não ouvir mais nada parecido com o que a mãe costumava lhe dizer; sendo assim, fugirá de todas as formas de prazer. Desse modo, embora adore caminhar pela floresta, se alguém lhe sugerir uma caminhada, ela recusará, pois "prefere" passar o tempo fazendo algo "útil". Embora esse jeito de pensar já não a ajude como mulher – ela já se realizou profissionalmente e provou a si mesma que era possível alcançar o sucesso –, continuará a fugir dos pequenos prazeres da vida e vai se esforçar sem parar, sem jamais dedicar um tempo que for a si mesma. Dirá aos outros que "se divertir é uma perda de tempo; quem quer algo tem de trabalhar duro para obtê-lo. Não tenho tempo para atividades triviais". Vai se definir dessa maneira e não verá que essa crença a impede de aproveitar a vida ao máximo. O que teria acontecido se sua mãe a tivesse encorajado a desenhar; se sua capacidade de se concentrar no desenho tivesse sido reconhecida, estimulada e, depois, aplicada a outras atividades?

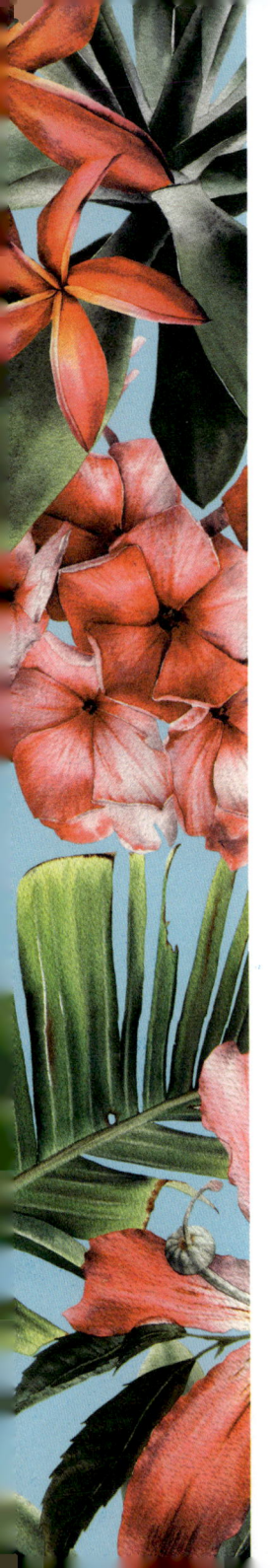

Essas memórias, que estão na raiz dos nossos mecanismos, são tão poderosas que se tornam identidades expressas de modo constante, a dirigir nossa vida. As limitações se fixam, a memória se estabelece. O ego se convence de que está agindo da melhor maneira: como o sofrimento do passado ("não permitem que eu me divirta") não pode ser repetido, ele nos protege evitando experiências semelhantes e depois faz todo o possível para evitar as experiências de prazer que correm o risco de deixar outras pessoas enfurecidas. Embora creia estar nos protegendo, na verdade está nos aprisionando. Também limita o âmbito de nosso potencial e a oportunidade de vivermos uma realidade diferente.

Essa menininha somos todos nós. A maioria das pessoas escolheu crer em suas limitações: "Não posso"; "Não consigo"; "Não vou conseguir"; "Não sei"...

Fomos persuadidos de que somos limitados e depois nos convencemos disso. É uma crença!

HO'OPONOPONO

O mecanismo da memória

A maioria de nossos comportamentos sociais e emocionais fazem parte, na verdade, de um poderoso mecanismo. Funcionamos à base de reações reflexas que não questionamos – os famigerados "programas" que se repetem infinitamente. É como jogar o mesmo videogame durante anos, sem jamais experimentar um novo.

Quando um evento – por mais trivial que seja – marca a nossa mente, deixa uma marca não apenas no inconsciente, mas também em nosso corpo (pense na pessoa que tem medo de cães porque foi mordida quando criança).

Mais tarde, quando um evento semelhante acontece, o ego busca em suas memórias a emoção relacionada ao evento anterior e torna a reencenar a mesma coisa. Pouco importa que o novo evento esteja ocorrendo 25 anos depois: para o ego, só há um caminho – aquele que ele conhece –, e ele o tomará. Não se preocupará com o fato de a nova situação não ser a situação antiga. Assim, nossas memórias se reencenam sem parar e, com isso, deixamos passar o momento presente.

A mente é preguiçosa e não gosta de mudança; prefere seguir o mesmo caminho – é muito mais confortável! Quanto menos esforço tiver de fazer, mais feliz será. Por que questionar um caminho que já existe e que ela está acostumada a seguir todos os dias?

É importante, em diversos momentos do dia, "capturarmos" nossos pensamentos, observarmos nossa reação diante deles, recuarmos um passo e procurarmos ver se não se trata de um "hábito". Precisamos aprender a tirar esses "retratos" de tempos em tempos, para impor à mente e às emoções uma outra maneira de reagir e dar-lhes outros instrumentos para utilizar.

Quando, em vez de reagir no calor do momento, convido minha mente a tranquilizar-se e paro um pouco para respirar fundo, percebo que disponho de recursos para ter outra reação. Nada mudou ao meu redor; antes, fui eu que mudei. Onde antes havia tumulto interior, agora há paz.

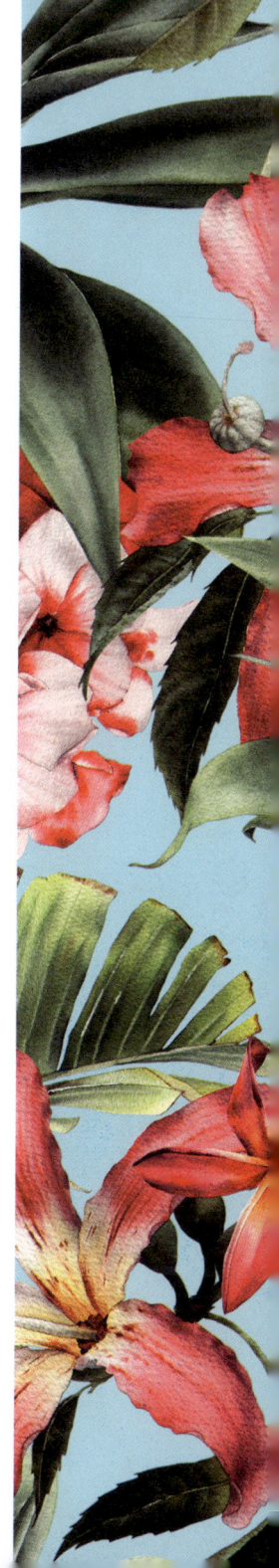

HUI KALA: LIBERTAÇÃO DE ANTIGAS MEMÓRIAS

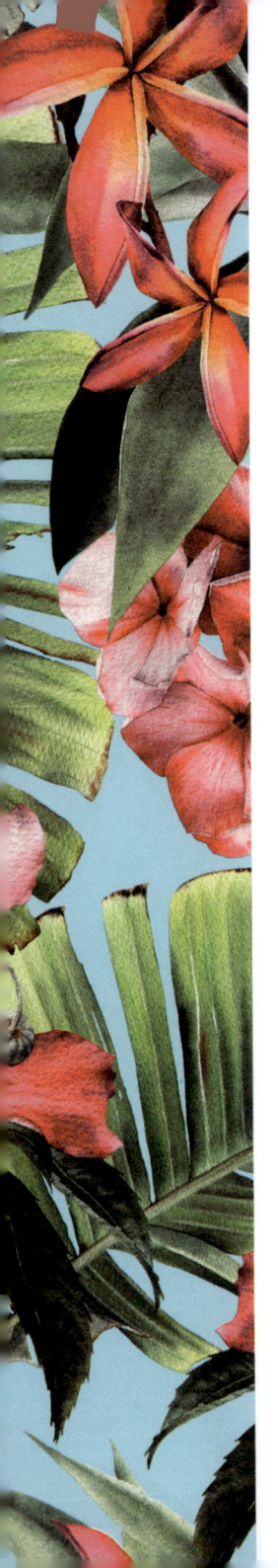

Da confusão à clareza

Imagine uma mulher que gosta de sempre ter razão e não suporta a mínima contradição. Ela se agita bastante ao defender uma ideia, uma "verdade". Então, um dia, percebe que toda essa agitação a exaure e decide que não quer mais viver assim. Percebe que os sentimentos que sua reação desencadeia são desagradáveis e não estão lhe fazendo nenhum bem. Começa a ver que a reação é improdutiva, pois torna o diálogo impossível. Toma consciência de que, naquele momento, ela assume o controle e não deixa espaço para que a outra pessoa continue conversando com ela.

Começa, então, a observar seus mecanismos. Percebe que, quando começa uma discussão, consegue permanecer calma por alguns minutos, mas depois se aborrece sem saber de fato como isso acontece. Lembra-se da tensão no corpo, da voz se exaltando, da agitação crescente. Mas se, em vez de reagir no calor do momento, ela manda a mente ficar quieta a fim de poder ter tempo para respirar fundo, toma consciência de que dispõe de todos os recursos de que precisa para agir de outra maneira. Nada mudou ao redor dela; foi ela que mudou. Onde antes havia tumulto, agora há paz. Que alívio! Por fim, ela já não reage, mas – com frequência cada vez maior ("sempre" pertence só aos mais sábios) – age.

É possível controlarmos nossas reações. Adquirindo aos poucos o controle sobre elas e prestando atenção, podemos mudar nossa "rotina" – nossos hábitos – e, mudando-a, mudar nossa vida. Identificando e eliminando os mecanismos e insistindo (com tanta frequência quanto nos for possível) em outro curso de ação, obrigamos a mente a tomar outro caminho. Embora isso a perturbe, também lhe permite considerar outras possibilidades. Uma simples mudança de hábito, por pequena que seja, abre a porta para várias outras opções. Ocorre uma mudança de energia, que atrai novas realidades. A vida assumirá o colorido dessa nova energia.

A SABEDORIA DOS ANCIÃOS

Se, em vez de ficar bravo com o que está acontecendo, você decidir ficar quieto em um momento no qual seria fácil dar sua opinião, estará colocando em jogo novas energias, que produzirão outros resultados. Se a mudança não o conduzir aos resultados que esperava, poderá mudar de novo, até que as consequências de suas ações, seus pensamentos ou crenças lhe deem o resultado "correto". Não deixe o passado ditar o modo como vive no presente.

A disciplina de se manter atento faz parte do grande processo de limpeza que é essencial para a transformação de nossa realidade. Quando fazemos uma limpeza em casa, separamos as coisas, removemos tudo o que está atulhando o local e, no fim, faxinamos tudo. Isso também vale para a limpeza energética. Seja qual for a fonte do problema, a memória que está atulhando nossa mente e impedindo nossa evolução, o que devemos fazer é uma grande limpeza – purgar e tornar a purgar as memórias, com inabalável perseverança. Todos os sábios e sábias que praticam o caminho de *pono* são rígidos consigo mesmos nesse quesito: reconhecem que, a cada momento do dia, é essencial limpar as memórias do passado e as ofensas da vida cotidiana, que podem acabar nos afundando em energias negativas.

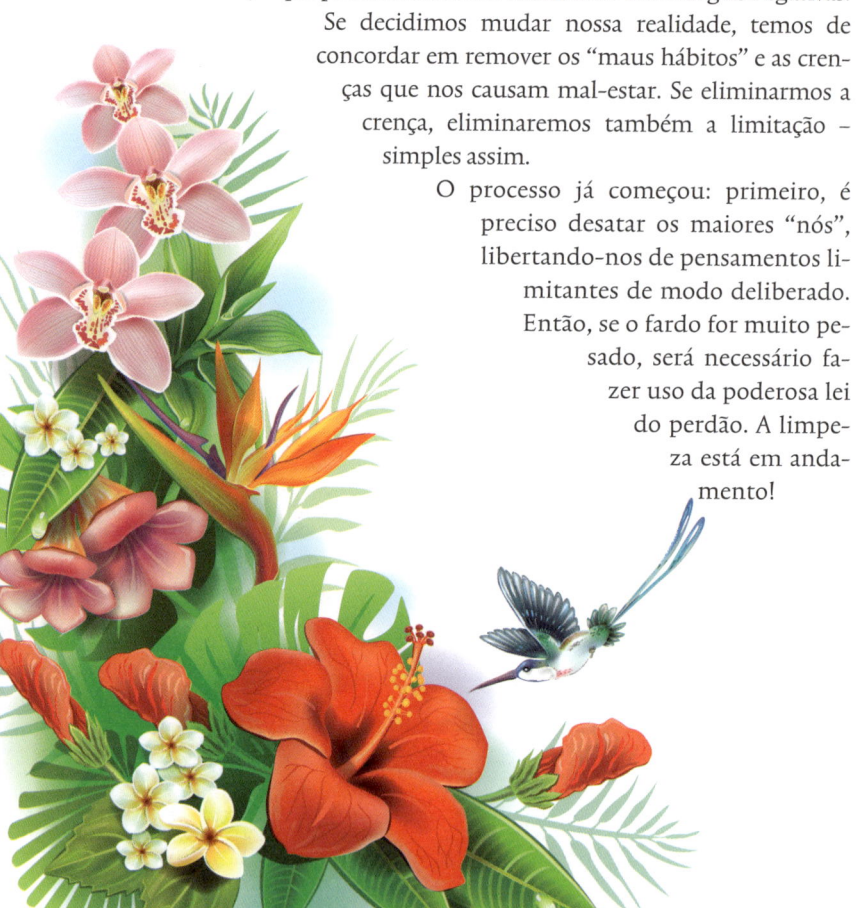

Se decidimos mudar nossa realidade, temos de concordar em remover os "maus hábitos" e as crenças que nos causam mal-estar. Se eliminarmos a crença, eliminaremos também a limitação – simples assim.

O processo já começou: primeiro, é preciso desatar os maiores "nós", libertando-nos de pensamentos limitantes de modo deliberado. Então, se o fardo for muito pesado, será necessário fazer uso da poderosa lei do perdão. A limpeza está em andamento!

DESATAR OS PRINCIPAIS "NÓS"

Nossa responsabilidade, nossa parte no negócio, é estudar nossa alma – não apenas as pequenas coisas que podem tornar a vida infeliz (sempre nos aborrecermos quando nosso marido se esquece de secar o banheiro, por exemplo, ou com seu horrível hábito de não apagar as luzes), mas também os mecanismos que nos tornam tão previsíveis.

Palavras do mestre ao discípulo

Há muitos anos, este diálogo ocorreu entre um discípulo e seu *kumu* (veja a p. 15):

D: O que preciso fazer para seguir o caminho de *pono*? Como saber se o que estou fazendo ou pensando é *pono*? Como posso me libertar das limitações do inconsciente e do meu modo de pensar, que não estão me ajudando a ser feliz?

K: Tudo é *pono*; tudo é exatamente como deve ser.

D: Isso significa que, não importa o que eu faça, tudo está em harmonia, tudo é *pono*? Até os pensamentos negativos são *pono*?

K: Exato: tudo é *pono*.

D: Nesse caso, se minha namorada me abandona, isso é *pono*. Se perco o emprego, isso é *pono*. Tudo é *pono*, o que quer que aconteça, quer seja bom para mim, quer não?

K: Mas quem decide o que é bom e o que não é? Uma experiência desagradável não é negativa no mundo das energias. É a sua mente que classifica o acontecimento, mas foi o universo que lhe enviou essa experiência: ela é perfeita, é *pono*. Tudo o que lhe acontece pode auxiliar em seu desenvolvimento. Qualquer experiência, positiva ou negativa, é uma oportunidade para afirmar sua vontade e decidir aprender com ela ou não.

D: Significa, portanto, que não preciso me preocupar com o que me acontece, já que tudo é *pono*? Isso é fácil demais, não?

K: Entenda uma coisa. Você tem uma única responsabilidade: fazer sua parte, limpando com consciência tudo o que puder. Deixe o resto a cargo do universo.

O que está vivendo hoje, agora, corresponde ao seu sistema de crenças, e o universo atende a essas crenças, sejam elas positivas ou negativas. A crença de que não consegue sustentar um namoro, por exemplo, está arraigada no fundo da sua alma. Ela dá forma a uma energia e envia essa energia ao universo. Essa energia, então, serve à crença e lhe dá a oportunidade de vivê-la: sua namorada o abandona. Enquanto se recusar a mudar seu sistema de crenças, a experiência se repetirá.

Nesse caso, o *kumu* está falando das limitações impostas pelas crenças e frisando como elas têm o poder de resistir à mudança. Para mudar um "mapa do mundo" que se tornou por demais restritivo, é essencial refletir de modo consciente sobre as próprias crenças.

Mahalo pau: "Não, obrigado"

Ideias, opiniões e juízos sobre nós mesmos e as outras pessoas definem nosso relacionamento com o mundo. Durante a maior parte do tempo, permanecemos aprisionados e perdemos tempo criticando a outra pessoa ou tentando fazê-la mudar para se encaixar em nosso "planejamento interno". Levanta-se assim a questão de saber se esse modo habitual de funcionamento nos ajuda, ou não, a viver melhor.

A segunda etapa consiste em perguntarmos se ele serve à nossa "causa", ou se, em vez disso, a prejudica. Se ele costuma deixar um gosto amargo na boca, um sentimento de não ter agido de modo correto; se produz em nós *pilikias* – emoções densas e dolorosas –, talvez seja hora de mudá-lo.

Para não deixar nenhuma marca negativa que possa perturbar sua energia ou a de outras pessoas, alguns havaianos têm uma fórmula: *mahalo pau*, expressão que pode ser traduzida como "não, obrigado". Sempre que percebem ter pensado ou feito algo que não lhes parece correto, dizem a si mesmos, de modo automático (ou quase): "Agradeço à experiência, mas não a quero mais. O sentimento que ela produziu em mim não foi bom. Perdoo meu lapso de palavras ou pensamentos e sigo adiante". Tudo se resume a estas duas palavras: *mahalo pau*, pois todo momento é uma oportunidade de mudança para cada um de nós.

Os sábios também estão sempre atentos às coisas que tendem a se repetir. Gostam de identificar e suprimir as crenças que limitam sua percepção de mundo e suas escolhas.

Vale a pena questionarmos de forma implacável nosso sistema de crenças. O ponto de partida é reavaliar essas crenças e identificar as que possam ser prejudiciais e nos impedir de nos sentirmos bem.

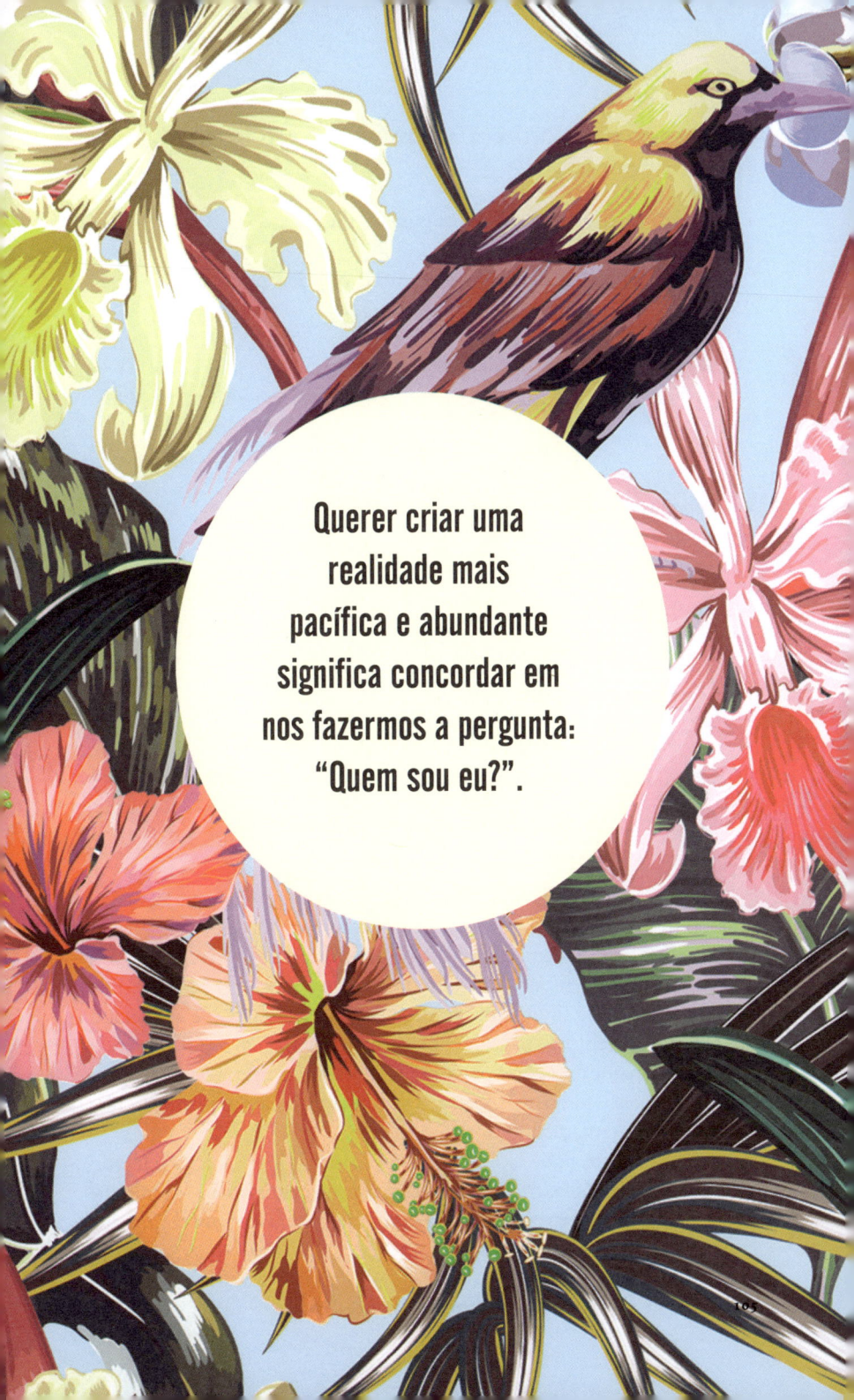

Querer criar uma realidade mais pacífica e abundante significa concordar em nos fazermos a pergunta: "Quem sou eu?".

Quem sou eu? Conheça a si mesmo e seu lugar no mundo

Divirta-se fazendo uma lista das coisas em que de fato acredita:

- Penso que sou uma pessoa muito... ou não... o suficiente.
- A vida é difícil porque...
- Acho que meu (minha) companheiro(a)...
- Nunca conseguirei...

Depois, proponha-se as seguintes perguntas:

- Essa crença me faz sentir bem?
- Ela me ajuda?
- Me dá prazer?
- Me aproxima das outras pessoas ou me afasta delas?
- Me ajudou a lidar com certas experiências no passado?
- Ainda me ajuda hoje?
- Será que outro jeito de pensar me ajudaria mais?

Vá sozinho para um lugar tranquilo, releia as perguntas uma por uma, respire fundo e deixe que sua intuição fale com você. Ouça com sinceridade a resposta que lhe vem, como se fosse um sopro de inspiração.

Quando estiver pronto, quando decidir que chegou o momento de deixar para trás essa limitação, agradeça à crença antiga, pois ela o ajudou em algum momento do passado. Porém, como agora não o está ajudando mais, permita que ela vá embora; é hora de se separar de um padrão que se tornou obsoleto. Substitua o espaço vago por uma nova afirmação que mude sua programação interior.

Para se divertir, pode escrever essa nova afirmação em um papelzinho e guardá-lo no bolso. Senão, pode carregar uma pedrinha que a simbolize. Sempre que a tocar, poderá aproveitar a oportunidade para reafirmar a nova "verdade". Se agir no presente de modo constante, uma nova realidade surgirá.

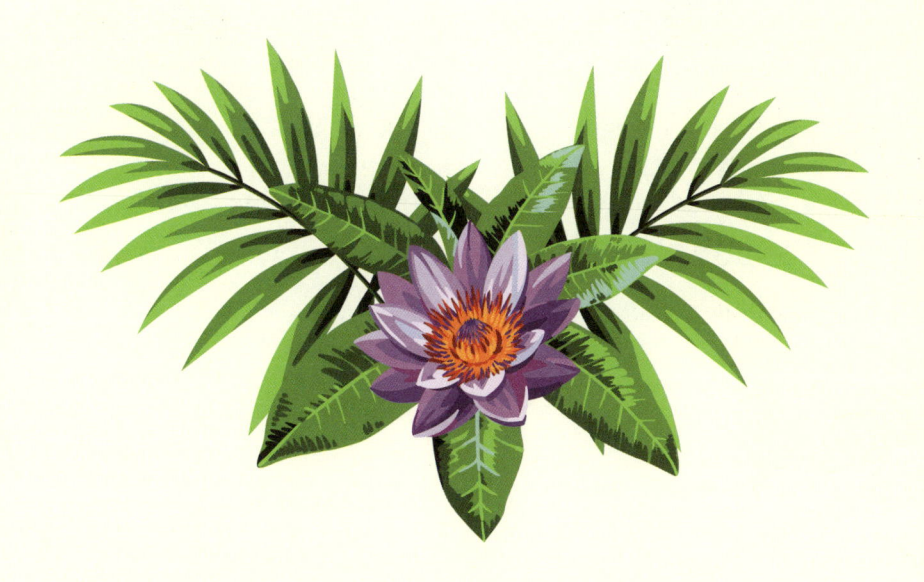

Pelo menos de início, talvez pareça tolice ficar repetindo a mesma frase. Tenha, no entanto, um pouco de paciência. Permaneça atento para ver como reage a esta ou àquela situação. Comece a se observar e identificar as ocasiões em que se manifesta o traço de caráter que quer mudar.

Nesse momento, deve soar um sinal de alerta em sua cabeça para impedi-lo de cair na mesma armadilha e reagir da mesma maneira. Seja mais rápido que o antigo hábito e estabeleça outra resposta.

Não deixe sua confiança esmorecer: novas experiências relacionadas à nova crença já estão presentes em sua vida. É preciso acreditar! Todos os dias, cultive novos pensamentos ligados à nova crença. Como um atleta, treine para viver, respirar, ver todas as coisas pelos olhos desse novo programa que o torna mais leve e mais livre. "Eu mereço..."; "Estou preparado para..."; "Agradeço às experiências, mas já não são mais úteis para meu progresso..."; "Liberto-me agora de minhas antigas memórias...". Faça pausas regulares ao longo do dia, distanciando-se um pouco das ocupações da vida, e torne a cultivar a nova crença. Medite nela ao se levantar e antes de se deitar. Quando ela traçar seu caminho, experiências que vibram com ela serão atraídas para sua vida. Você estará no melhor lugar possível para ver sua realidade mudar.

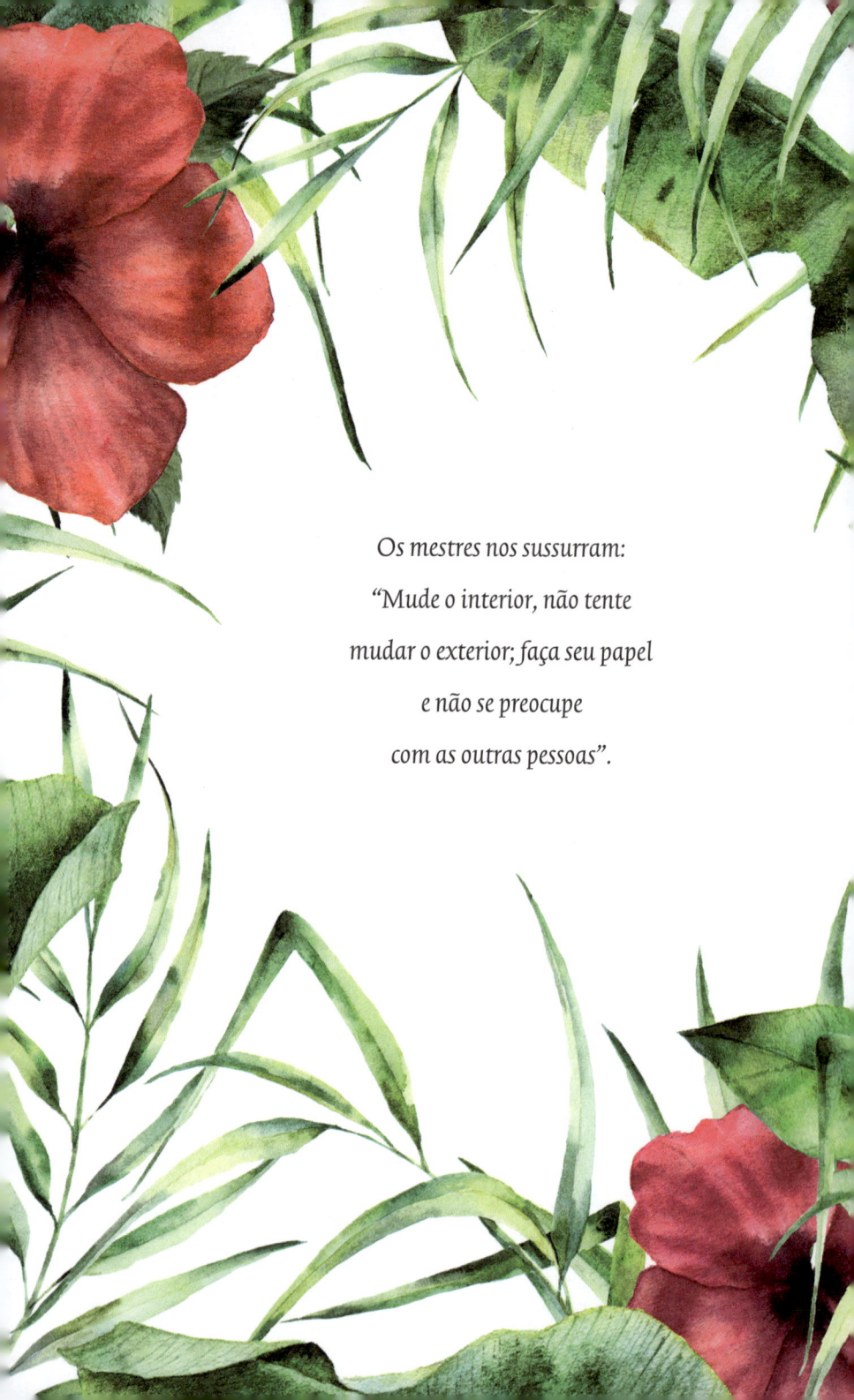

Os mestres nos sussurram:
"Mude o interior, não tente
mudar o exterior; faça seu papel
e não se preocupe
com as outras pessoas".

A introspecção que visa à libertação das antigas memórias é uma tarefa exigente, mas o desmonte desses mecanismos também pode se tornar um processo interessante, no qual você captura seus pensamentos e aprende com cada situação. Essa disciplina também lhe permitirá se concentrar na única coisa sobre a qual tem poder: você mesmo. Além disso, vai lhe permitir a percepção de que, muitas vezes, é a mais absoluta perda de tempo querer mudar as outras pessoas, pois cada um avança no próprio ritmo – e é importante respeitar isso.

É claro que a mente fará todo o possível para garantir que as antigas crenças não sejam eliminadas. Ela não gosta de mudança; mais que qualquer outra coisa, ela gosta daquilo que já conhece. Puxando outras alavancas, o caminho aos poucos vai se preparando, o sulco do arado vai se abrindo; com o tempo, por estar cultivando outro modo de pensar, o ambiente se adaptará a essa nova "energia" oferecida pelo seu ser e produzirá experiências em acordo com essa nova percepção.

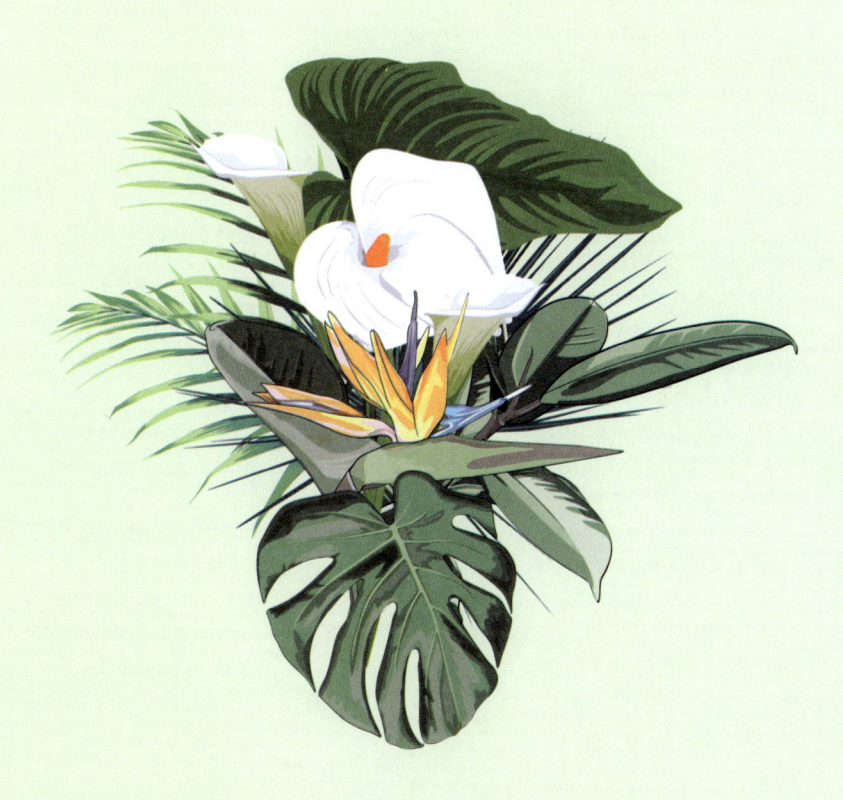

PURIFICAÇÃO DE MEMÓRIAS PROFUNDAS PELA LEI DO PERDÃO

E quanto aos "nós" maiores? Os nós maiores são aqueles que você não consegue desatar sozinho: os profundos mecanismos inconscientes são a razão de certo mal-estar, sensação de abandono, medo de se autoafirmar, falta de autoconfiança, mas também de amargura, remorso, recordação de traumas passados.

Podem também corresponder a memórias ainda mais antigas, herdadas de nossos ancestrais. É então que a energia benevolente do perdão pode fazer a limpeza em seu lugar, ajudando-o a se livrar de marcas negativas mais profundas. Os sábios nos dizem que "basta" confiar no universo. Mas é preciso fazer isso de fato!

Isso só acontece quando dizemos a palavra "perdoo". Essa palavra tem forte conotação religiosa, o que pode aborrecer algumas pessoas. O que acontece é que, por termos usado o "perdoo" em demasia, perdemos de vista seu significado verdadeiro. Assim que se proclama a palavra "perdão", na mesma hora as pessoas entram na defensiva: "Perdoar? É fácil demais"; "Por que devo perdoar quem me magoou?".

"Por que me esforçar para perdoar alguém se a pessoa não aceita a responsabilidade por ter causado minha dor?"; "Como perdoar o imperdoável?"; "É difícil demais", "Não quero", "Não consigo"... Pensamos de imediato em tudo o que sofremos; os eventos passados vêm à tona, e a memória reativada é acompanhada por sentimentos de tristeza, raiva, amargura e injustiça.

Muitas vezes, a primeira coisa que vem à mente é a dificuldade de perdoar a outra pessoa. Em geral, precisamos de mais tempo para conseguirmos concentrar a atenção em nossas ações.

O perdão, no entanto, envolve os dois lados da moeda: perdoar a si mesmo e perdoar os outros. Em ambos os casos, o objetivo é um só: não se trata de negar a responsabilidade de nenhuma das partes nem de esquecer o que aconteceu, mas, antes, de remover os traços energéticos que deixam marcas imperceptíveis, mas se ligam a nossa vida de maneira negativa.

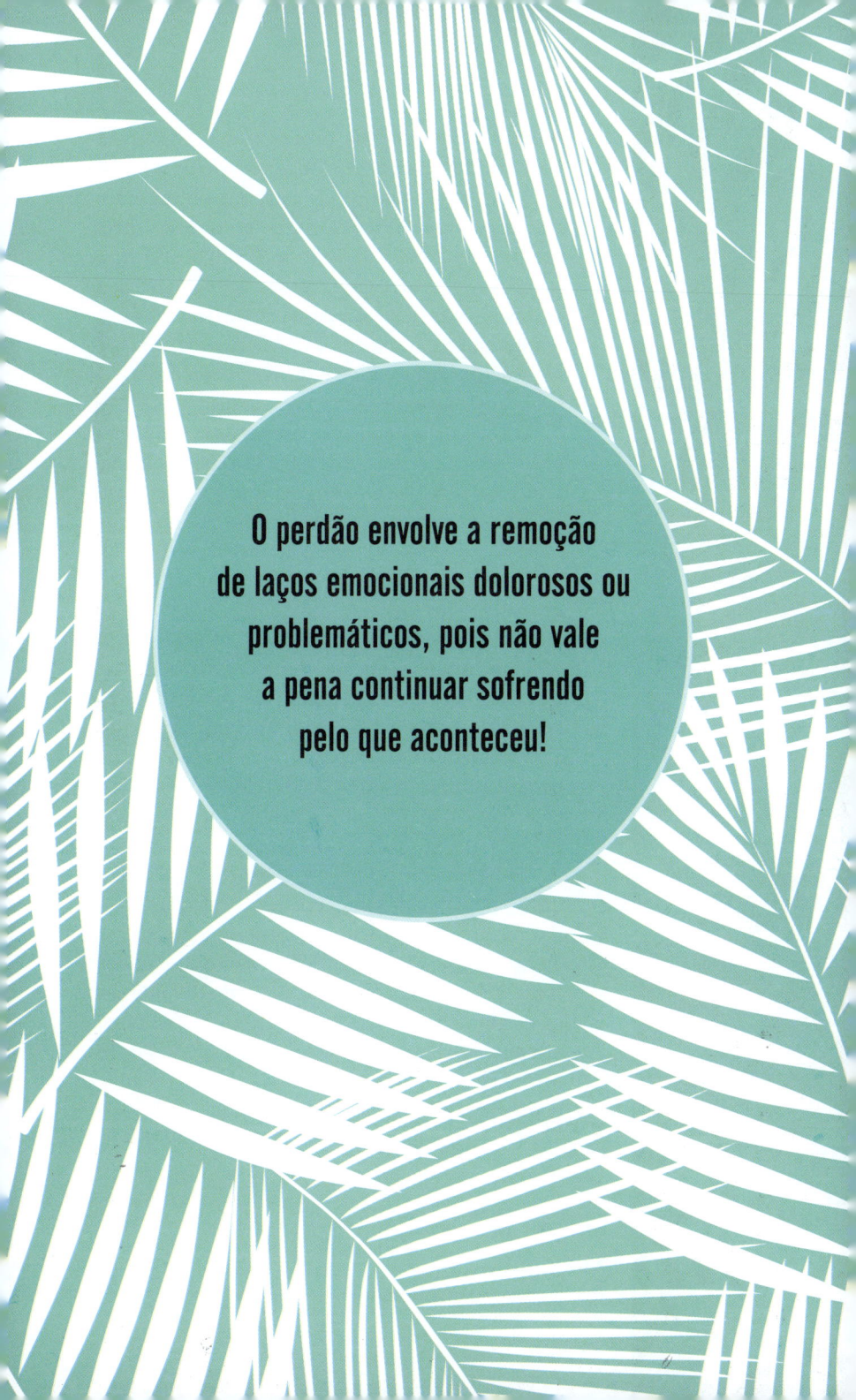

O perdão envolve a remoção de laços emocionais dolorosos ou problemáticos, pois não vale a pena continuar sofrendo pelo que aconteceu!

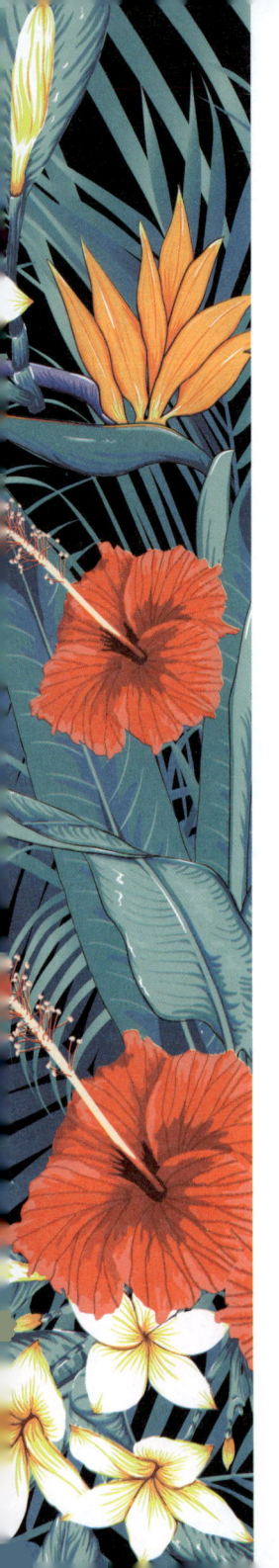

Para cada um de nós, uma escolha se impõe: perdoar ou não perdoar – e, sobretudo, perdoar o quê? Seja pelas coisinhas da vida cotidiana ou pelos atos maiores e mais dolorosos que deixaram uma marca profunda, o perdão alivia nosso fardo, liberta-nos e purifica a energia do nosso corpo. *Pono* nos dá a chance de eliminar o que quer que esteja pesando sobre nossos ombros e abrir caminho para pensamentos e sentimentos mais pacíficos, mais construtivos e – de modo muito simples – mais agradáveis.

O que é mais agradável: levantar de manhã e ficar em frente ao espelho amaldiçoando o colega que vem transformando sua vida em um inferno ou ir para o trabalho de coração leve por estar livre de quaisquer sentimentos de raiva em relação aos colegas?

Os anciãos veem o perdão como um modo de limpar as energias que nos constituem e passam através de nós. No ho'oponopono antigo, o perdão não tem muito a ver com apresentar desculpas a um ser divino de barba branca. Os que estão ancorados no *pono* tradicional não cultivam a culpa nem a necessidade de se arrepender abaixando a cabeça e batendo no peito; antes, aceitam sua responsabilidade com honestidade e decidem se libertar do peso do passado.

Também compreendem que nossas palavras e nossos pensamentos muitas vezes nos afastam do caminho de *pono*. Sabem que cada pensamento, palavra ou ação negativos poluem nossa energia vital, bem como a da pessoa a quem se dirigem. Reconhecem que algumas memórias do passado são tão dolorosas que o perdão parece, a princípio, impossível e que somente a energia universal, a *ke akua* de que já falamos, pode aliviar o fardo.

Perdoar é aceitar o desapego do passado

O perdão não significa aceitar tudo, negar a responsabilidade da pessoa que nos magoou, justificar ou minimizar o mal que nos foi feito. O que aconteceu, aconteceu; ninguém pode apagar o ato que nos feriu. Por outro lado, todas as emoções que ainda nos fazem sofrer devem ser trabalhadas. A marca que ficou no corpo, nas emoções e na energia precisa ser removida.

O perdão tem um poder de libertação tão grande que não fazer uso dele equivale a escolher continuar afundado na culpa, na amargura e até na depressão. Esses sentimentos nos fazem algum bem? É claro que não! Na maioria das vezes, pesam sobre nós e nos impedem de seguir em frente. Quando nos livramos deles, tornamo-nos capazes de nos libertar do passado e lançar luz sobre o presente. Momento a momento, estamos redesenhando nosso presente e redefinindo nossa realidade.

Se, neste exato instante, aqui e agora, decidirmos nos libertar das memórias passadas que se tornaram dolorosas demais, ou de um padrão de comportamento que perdeu a utilidade, teremos o poder de fazê-lo. Basta recorrer às energias da lei do perdão.

A prática da "vasilha de luz"

Os havaianos têm uma vantagem sobre nós: aprendem desde a infância a limpar os pensamentos e ações que, a cada dia, podem ser um obstáculo ao fluxo da vida. Para garantir que as crianças sejam educadas nesse espírito desde cedo, os anciãos lhes contam uma história que vem sendo transmitida há séculos, de geração em geração: a vasilha de luz.

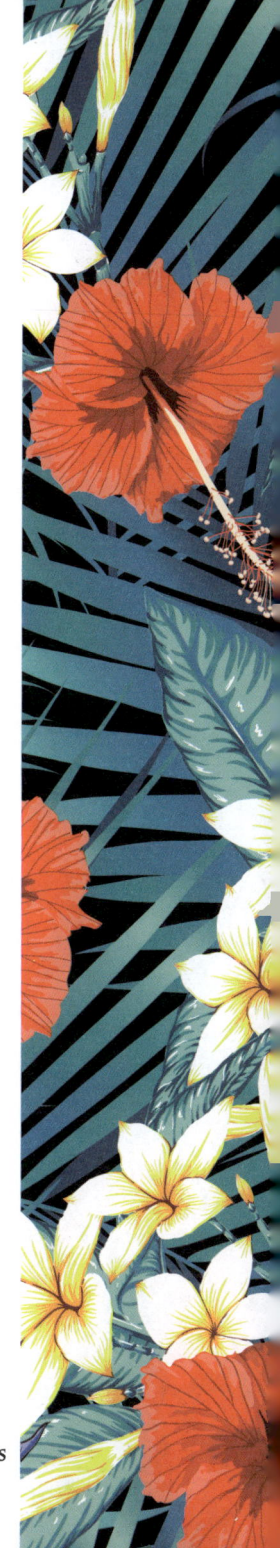

Cada criança nasce com uma vasilha de luz perfeita. Se a criança aprender a cuidar dessa luz com amor e respeito pela vida, crescerá forte, poderosa e em comunhão com o universo. Será capaz de nadar com os tubarões, cantar com os pássaros e compreender bem todas as coisas. Porém, a cada vez que ela se voltar para o medo, a preocupação, a dúvida ou os pensamentos negativos, deixará cair uma pedrinha em sua vasilha de luz. Assim fazendo, perderá um pouquinho da luz, pois a luz e a pedra não podem ocupar o mesmo espaço.

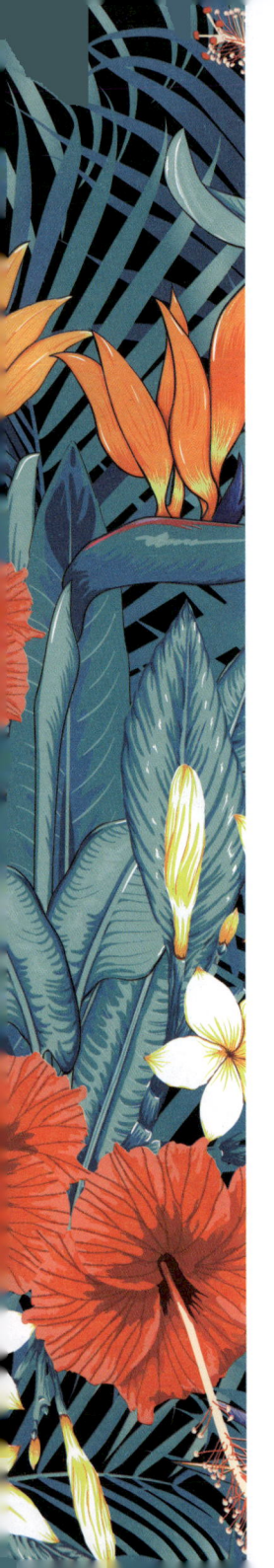

Se a criança continuar acrescentando pedras na vasilha, virá um dia em que ela ficará cheia. Já não conterá luz alguma, e a criança se tornará pedra.

Assim como a pedra, a criança já não será capaz de crescer e florescer; já não será capaz de fazer um só movimento; será cortada do fluxo da vida. Por outro lado, se a criança se cansar de ser pedra, tudo o que terá a fazer é perdoar aquela parte de si mesma que encheu a vasilha de pedras. Assim fazendo, ela irá virar a vasilha de boca para baixo, a fim de que as pedras caiam ao chão. A luz poderá então voltar e brilhar de novo.

Essa antiga analogia era usada para ensinar crianças pequenas a assumir a responsabilidade por suas ações e seus pensamentos. Infelizmente, a prática vem se tornando cada vez mais rara à medida que o mundo moderno vai assumindo o lugar dos antigos costumes. A história reflete não somente a verdadeira natureza humana, mas também o poder do perdão e o abandono dos sofrimentos do passado. De acordo com a tradição, cada um de nós tem de aprender a escolher o *pono* ou aceitar as consequências das alternativas a ele.

Alguns avós davam uma vasilha todo dia para as crianças. No fim do dia, pediam que lhes trouxessem a vasilha. Viam então quantas pedras haviam sido colocadas nela. Em dias bons, havia somente uma ou duas. Pedia-se então à criança que virasse a vasilha de boca para baixo. Com a ajuda dos adultos, ela tomava consciência dos pensamentos e ações do dia e prometia prestar mais atenção no dia seguinte, a fim de acumular menos pedras. Se, por outro lado, a vasilha estivesse cheia, pedia-se à criança que fosse nadar no mar, meditar e purificar-se de todos os pensamentos e ações negativos do dia. De acordo com essa história, para mudar bastava admitir estar cansado de ser uma pedra.

Talvez essa prática ancestral possa ser usada mesmo hoje para nos ajudar a tomar cada vez mais consciência de nossos pensamentos e ações.

A "vasilha de luz" na vida cotidiana

Escolha uma vasilha que lhe pareça bonita e reúna algumas pedras. Estas simbolizarão os pensamentos, emoções e comportamentos que você sabe serem negativos. Divirta-se durante alguns dias com esse jogo havaiano. Tome consciência de suas interações com os outros e consigo mesmo.

Toda situação na vida pode se tornar uma oportunidade de prática. Um colega agressivo: você vai entrar no jogo dele e se tornar agressivo também – ou vai ficar na defensiva? Como reagir? Está em uma longa fila no supermercado e a caixa é lenta: quais emoções são despertadas? Você começa a julgá-la e criticá-la mentalmente ou aceita o momento sem nenhuma emoção?

Se não tiver uma vasilha, visualize a pedra que está colocando ali dentro por ter deixado que pensamentos ou sentimentos negativos invadam seu coração e sua cabeça.

No fim do dia, pare um pouco e reflita em tudo o que aconteceu. Adote a perspectiva neutra de um observador desapegado dos assuntos em questão. Repasse o filme dos pensamentos e ações que marcaram seu dia. Sua vasilha está cheia de pedras? Cheia até a metade? Quase vazia?

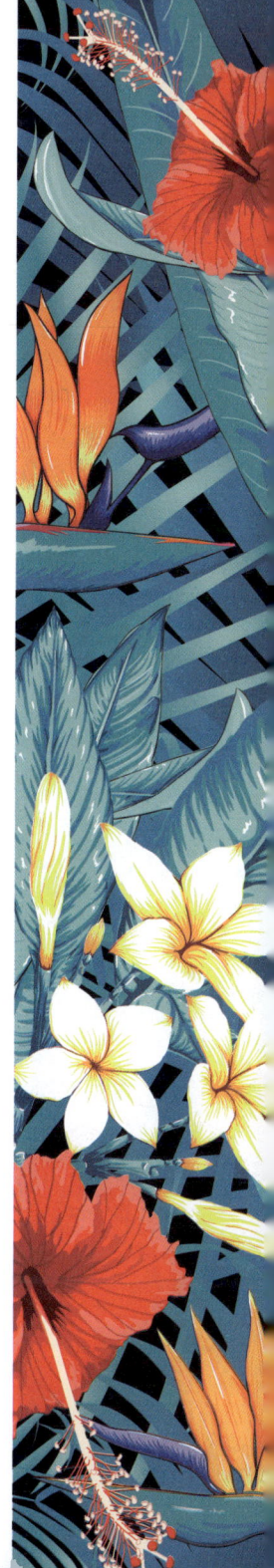

HUI KALA: LIBERTAÇÃO DE ANTIGAS MEMÓRIAS

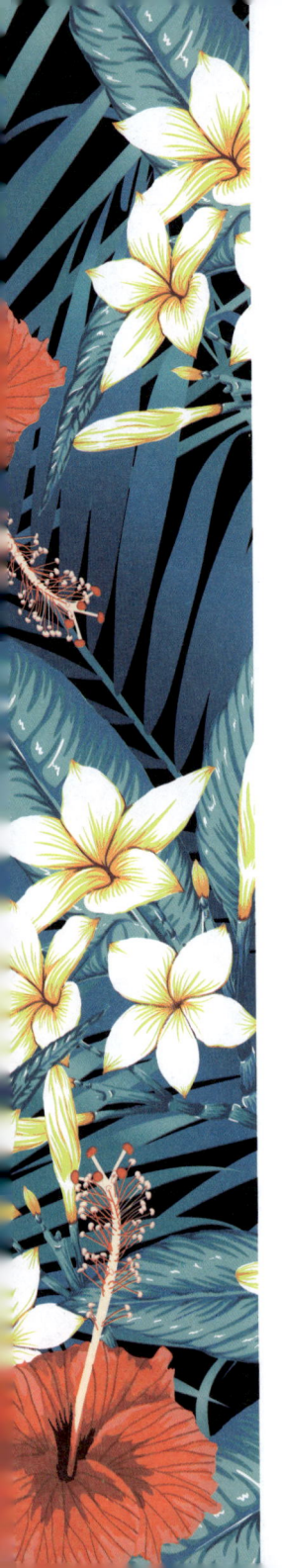

Sempre fazemos escolhas com base em nossas limitações atuais

Tenha em mente que todos os seus pensamentos e ações foram escolhidos com base em suas limitações e memórias atuais. As escolhas são feitas sempre de acordo com essas limitações. Não finja que não as tem – todos as temos! Porém, depois de ter começado a trabalhar a autoconsciência e de seus atos e pensamentos se tornarem cada vez mais intencionais, em vez de serem reflexos automáticos, você já não é a mesma pessoa que fez essas escolhas. Já se tornou outra pessoa. Está crescendo e mudando a cada momento.

Uma escolha nunca é boa ou má. Apenas "é". Segundo a visão dos anciãos, sempre fazemos a escolha correta. No momento em que a fazemos, nenhuma outra escolha é possível. Eles consideram que só podemos jogar com as cartas que nos foram dadas. É com elas que escolhemos, sendo essa escolha a única possível. Em um momento diferente, com um "eu" diferente, em uma circunstância diferente, você faria outra escolha; neste momento, contudo, sua escolha é "determinada" pelas crenças atuais, por "aquilo que eu sou", com suas memórias e limitações.

Com quanta frequência não dizemos: "Não deveria ter escolhido este caminho. Agora que sei para onde ele me levou, me arrependo"? O arrependimento e o remorso, entretanto, não existem na realidade do *pono*; a decisão não poderia ter sido outra, pois foi determinada por quem éramos naquele momento.

A cada momento, por só podermos agir no presente, temos o poder de mudar quem somos. Para fazê-lo, entretanto, temos de tomar cada vez mais consciência dos mecanismos que funcionam dentro de nós. Já vimos que esse estudo da alma por introspecção é possível e que pode até se tornar uma brincadeira que fazemos conosco.

A SABEDORIA DOS ANCIÃOS

Desapegue-se, perdoe a si mesmo e assuma a responsabilidade por fazer, no momento presente, diferentes escolhas "corretas" e "honestas". O passado já passou, e o futuro ainda não chegou, mas o presente nos dá a oportunidade de escolher.

Momento de reconciliação

Todos nós precisamos limpar nosso ser interior o melhor possível para promover mudanças na vida. Além dessa reprogramação pessoal, os havaianos têm uma prática perfeita para limpar o coração ainda mais: o momento de reconciliação.

Até hoje, em alguns clãs, quando um membro do grupo o solicita, todo o clã se reúne para que os membros dialoguem, sob a condução de um ancião, a fim de compreenderem determinada situação que produziu discórdia dentro do grupo. Depois de tudo ter sido examinado sob todos os ângulos, todos os pontos de vista terem sido ouvidos e acolhidos como são e todos haverem reconhecido a própria responsabilidade, a sessão termina com um rito de sincero perdão oferecido a cada um.

Assim, cada membro do clã tem a oportunidade de assumir sua responsabilidade e, junto com o grupo, "limpar" as consequências energéticas de sua ação. Purificados e perdoados, podem voltar a agir segundo o correto espírito de *pono*, libertos da raiva e da censura dos demais e do peso que vinham carregando nos ombros. Dessa maneira, todos saem com o espírito pacificado: "Foi limpo o que precisava ser limpo".

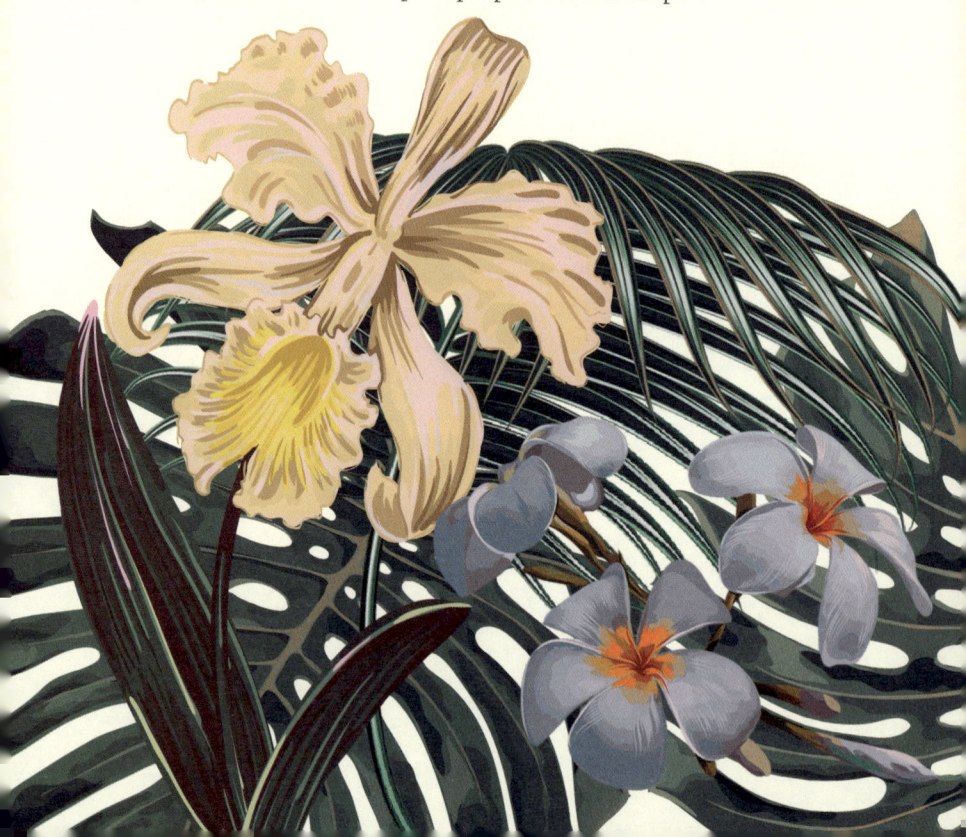

Os havaianos, no entanto, são sempre muito cuidadosos em seu uso das palavras. Pelo fato de existir o risco permanente de um tal momento degenerar e se tornar uma mera compilação de justificativas, sem que se desbloqueie a energia, o ancião que preside à reunião pode, a qualquer instante, intervir para lembrar as pessoas de que justificativas não servem para nada. Ele encoraja as pessoas a não entrar nos porquês e para quês. Cada membro deve assumir sua responsabilidade e pedir perdão aos outros membros do clã, mas deve também concordar em perdoar aquela parte de si mesmo que saiu do espírito de *pono*.

Todas as noites – ou no momento em que algo que você fez ou disse estiver pesando em sua consciência, a qual sabe que sua escolha foi injusta ou injustificada –, imagine a seu lado um sábio ou uma sábia e todas as pessoas que se feriram por seus pensamentos ou atos. O grupo está reunido e pede sua presença para uma sessão de ho'oponopono.

O ancião que preside à reunião pede a você que se lembre dos atos do dia, observe-os e confesse ao grupo qualquer coisa que "não tenha feito bem ao seu coração ou ao das outras pessoas". Poderá então haver perdão, libertando-o do fardo da culpa.

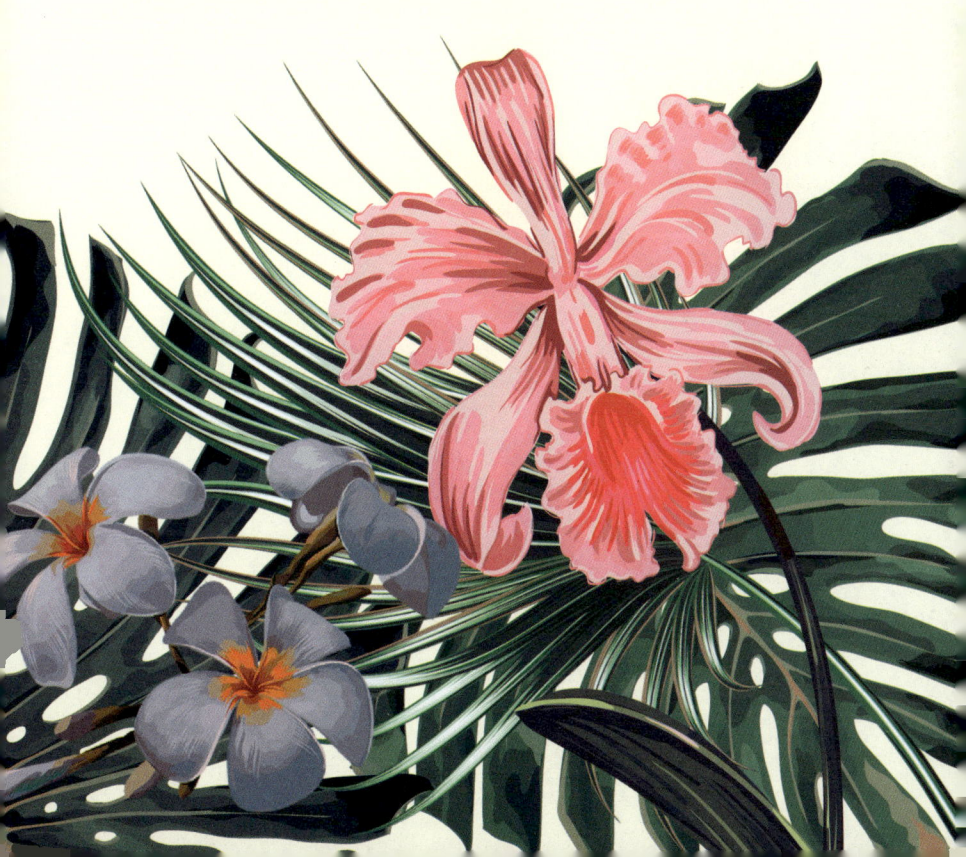

Você tomou consciência de seus pensamentos e ações naquele dia; ninguém pode apagá-los, mesmo que tenham causado mágoa; sua pessoa é responsável por eles, mas o poder da lei do perdão lhe permite libertar-se deles a fim de recomeçar no dia seguinte. Nada nem ninguém, com exceção de você, pode obrigá-lo a continuar convivendo com o remorso, a culpa ou outro sentimento negativo. Cabe a você decidir virar a vasilha para mudar sua realidade.

Por isso, de vez em quando, ao sentir um aumento de tensão, por que não organizar um momento de reconciliação com sua família? Façam uma reunião em que todos tenham a oportunidade de falar sem se perder em explicações, um momento em que, juntos, possam discutir plenamente as coisas, para que todos possam assumir sua responsabilidade e certos problemas possam ser, talvez, resolvidos.

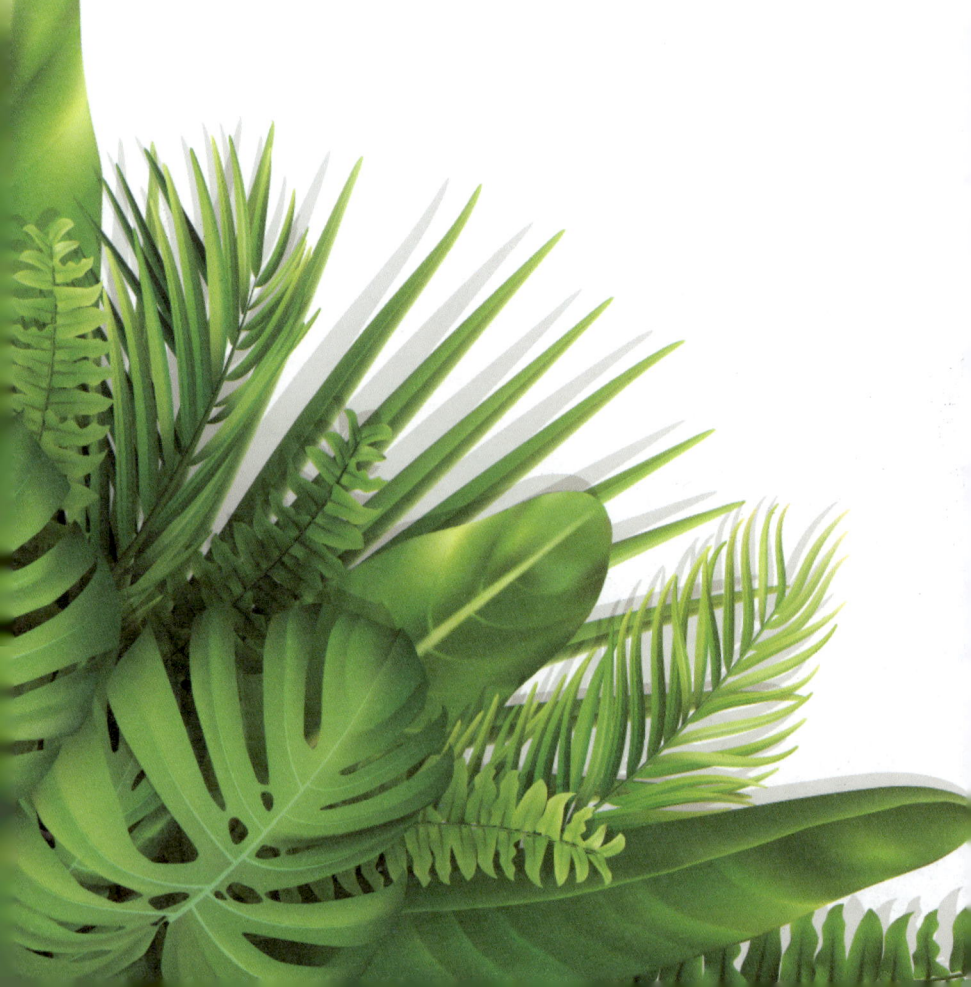

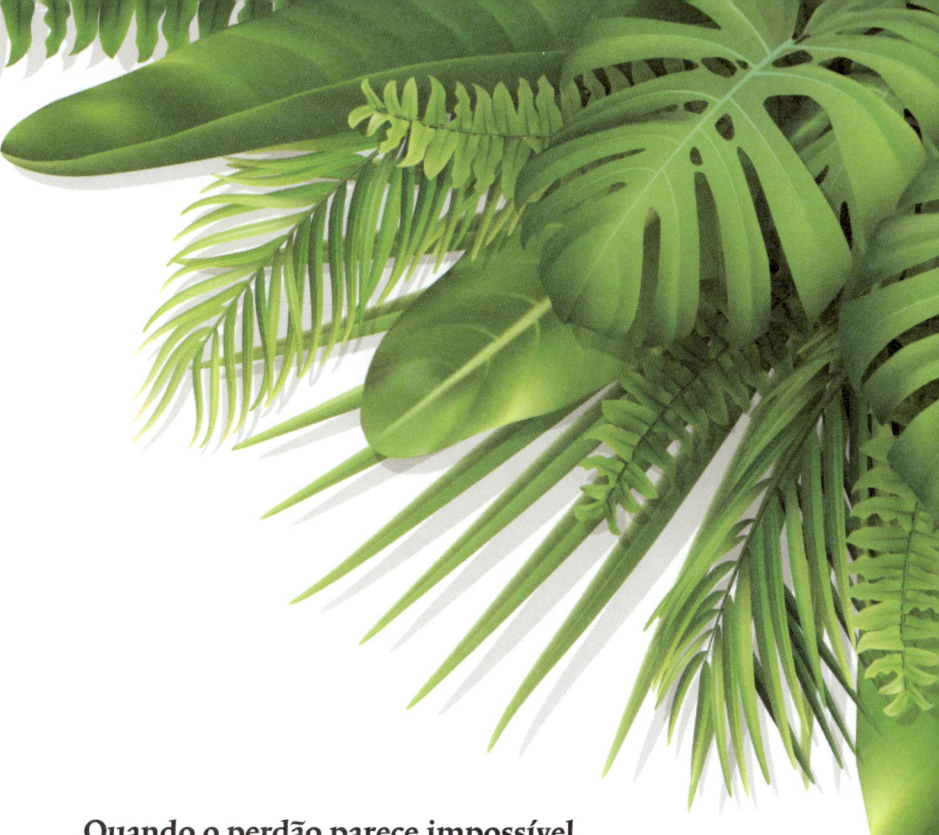

Quando o perdão parece impossível, confie-o ao universo

O perdão é uma das coisas mais difíceis, pois exige que todas as queixas da mente e do ego sejam silenciadas. Às vezes, o perdão parece inimaginável. A mente não é capaz de lidar com ele.

Há ocasiões em que a dor causada por alguém – ou talvez pela vida em si – é tão aguda que parece impossível perdoar: ser abandonada grávida pelo parceiro, traída por uma amiga, enganada, estuprada...

Nesses casos, os anciãos nos dizem: "Quando estiver farto disso, me avise". Talvez essas palavras soem duríssimas aos ouvidos ocidentais, mas, embora pareçam severas, são, na verdade, um bom conselho.

Enquanto continuarmos alimentando nossas queixas, será impossível avançar, pois elas ocupam muito espaço: no nosso coração só há espaço para rancor, raiva e ressentimento. A pedra se torna cada vez mais pesada e nos tornamos cegos para tudo o mais. Ficamos presos naquele momento doloroso da vida; nada mais existe. Estamos aprisionados ali e jogamos fora a chave que poderia nos libertar dessa prisão.

Precisamos aceitar que esse estágio é necessário e inevitável, mas também é importante seguir além dele, deixando-o ir embora, sem apego. Alguns preferem agarrá-lo e não o soltar mais. Qual será a sua decisão?

É só quando nos fartamos da situação, quando se torna mais forte o desejo de nos libertarmos desses pensamentos dolorosos que nos fazem andar em círculos, que a liberdade se torna possível. O objetivo é aliviar o fardo e ganhar paz interior.

Os sábios e sábias das ilhas sussurram em nosso ouvido: "É só quando se chega a esse ponto que o processo de limpeza pode começar. Por ora, toda a sua energia está concentrada em um único ponto de vista. Nada mais pode ocupar o lugar dele".

Em geral, avançamos sem ter encontrado respostas para nossas perguntas, por mais legítimas que sejam. Nesse caso, o conselho dos mestres havaianos é: "Largue isso e permita ao universo cuidar da questão". Liberte-se do fardo para poder avançar de coração leve.

Quando o fardo se torna pesado demais e já não sabemos como nem por que chegamos àquele lugar, precisamos perdoar a todos e deixar o assunto a cargo de poderes que estão além de nossa compreensão. Sem compreender ao certo como aquilo aconteceu, nos defrontaremos de novo, um dia, com a mesma situação, ou ficaremos face a face com a pessoa que nos fez mal e nos surpreenderemos com como vemos as coisas de maneira diferente.

A dor e a raiva terão passado. Seremos capazes de "ver" a situação como um simples observador, e ela já não nos provocará emoções negativas. Estaremos livres delas. Algo mais positivo poderá, então, substituí-las.

Em entrevistas dadas a Nancy Kahalewai, um ancião da Ilha Grande chamado Uncle ("Tio") Robert Keliihoomalu confessou que achava engraçada a necessidade que os ocidentais têm de compreender e analisar tudo. Repetiu que, para perdoar e realmente abrir mão daquilo que nos magoou, precisamos apenas entregar o fardo ao universo.

Para deixar que as leis do mundo das energias funcionem, ele costuma dizer às pessoas que encontra: "Se fiz ou disse algo que o feriu de algum modo, peço perdão". Não sabe se tal coisa aconteceu ou não, mas faz uma limpeza sistemática. Talvez um de seus antepassados tenha ferido um antepassado da pessoa com quem está falando; talvez tenha perturbado o campo energético dessa pessoa. Como não sabe, ele repete essa limpeza com regularidade a fim de aplacar o que quer que precise ser aplacado.

Para ele, assim como para muitos anciãos, não é importante compreender os porquês e para quês. O essencial é decidir, de coração sincero, confiar ao universo todas as coisas que ele tenha dito ou feito e que tenham machucado, ou possam vir a machucar, as pessoas que encontrou naquele dia ou até durante toda a vida. Ele observa as estrelas no céu, deixa-se banhar pela brisa noturna e "evoca" o perdão para si e para os outros. Acredita que a repetição diária dessa prática é indispensável para manter o coração alegre.

Também compreende que, às vezes, as coisas que as pessoas fazem podem não parecer ter justificativa alguma. Concorda então em manter a mente aberta e aceitar que talvez nunca venha a compreender o que costuma chamar de "o grande mistério". Ao aceitar que não compreende, ele também toma a decisão de perdoar sem se aprofundar em todas as razões que possam ter levado a outra pessoa a magoá-lo. Afinal, é hora de ir em frente.

A prática diária da lei do perdão

A chave que abre todas as portas é a prática regular e constante da lei do perdão. Quanto mais o perdão invadir nossos corações, mais teremos uma visão clara e honesta do nosso próprio comportamento. Novos atos reflexos serão estabelecidos. O perdão desbloqueia os canais mencionados por Nana Veary.

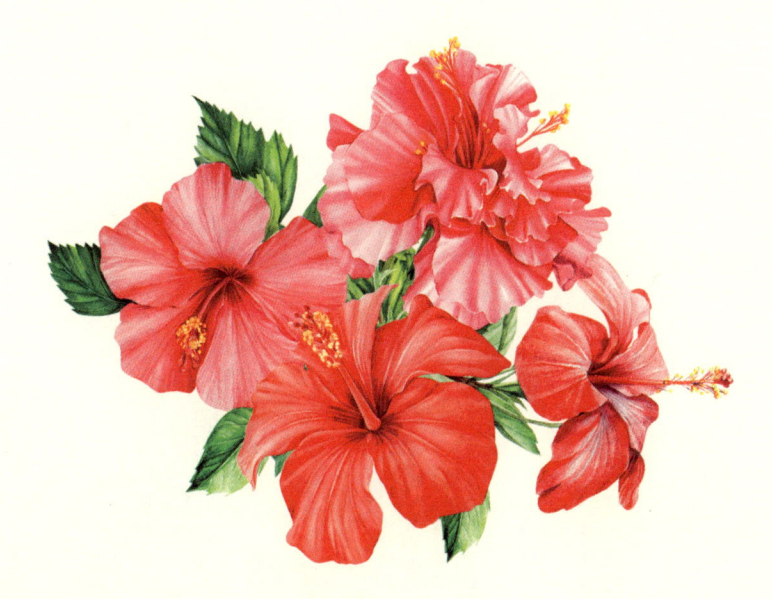

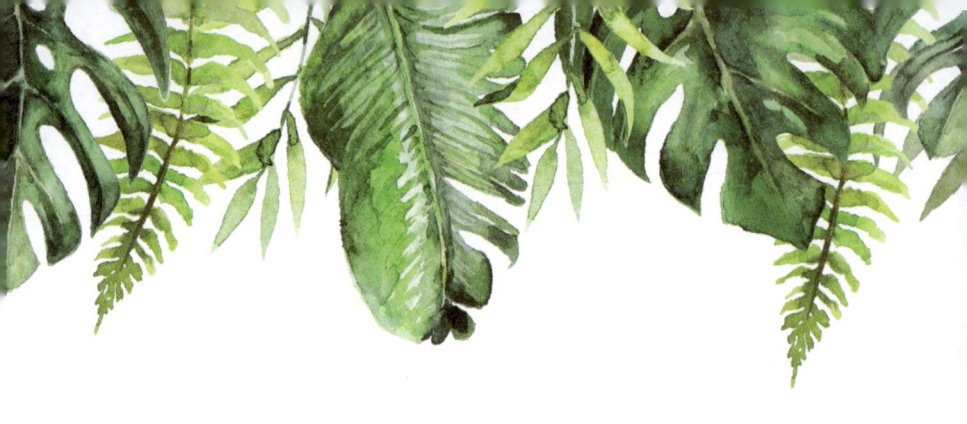

Os anciãos nos dão outro conselho: o perdão não envolve apenas pensamentos, mas também palavras. O perdão começa com uma escolha que cada um de nós precisa fazer: a de "limpar" (ou não) nossa "casa" interior.

A segunda etapa é fazê-lo de modo cem por cento intencional. Palavras apenas não bastam. Os sábios e sábias do Havaí muitas vezes se divertem ao ver as pessoas dizerem "me perdoe" sem fazer nenhum tipo de limpeza interior. As pessoas que agem assim chegam à conclusão de que o perdão é inútil, não muda nada. Dizem "me perdoe" sem nenhuma convicção, sem que sua consciência esteja envolvida.

A tradição havaiana não vê o perdão como um ato de contrição em que abaixamos a cabeça e batemos no peito, repetindo a nós mesmos que aquilo é "minha culpa", que somos culpados. Não! A energia está em outro lugar, no reconhecimento da nossa responsabilidade. Isso nos ajuda a crescer, ir adiante e tomar cada vez mais consciência do que é, ou não, correto. Todos os dias, praticando a lei do perdão para nós mesmos e os outros, estabelecemos um vínculo com energias muito poderosas que podem nos ajudar de fato na vida.

Se o coração se alinha com o pensamento, se toda a nossa vontade está treinada para escolher seguir adiante, os sábios dizem que o peso do nosso fardo desaparecerá sem mesmo sabermos como. É "o grande mistério"!

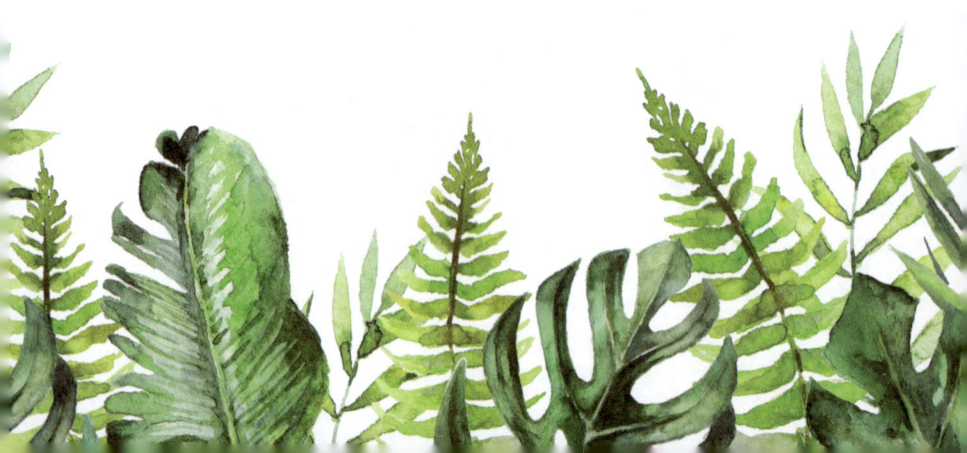

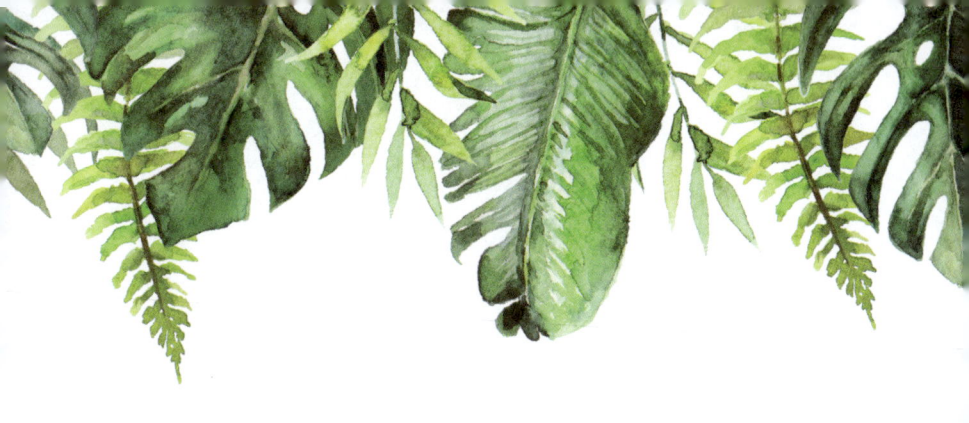

Veremos apenas os efeitos dele sobre nossa vida; talvez não entendamos por que a vida está mais agradável, mas restará o fato de nos sentirmos bem, como se tivéssemos sido libertados de um fardo pesado que sequer sabíamos estar carregando.

Na prática havaiana, os exercícios de respiração (*ha*) são uma parte essencial desse processo. A respiração profunda acalma a mente, e essa calma toma conta do corpo e dos pensamentos à medida que o ar entra e sai dos pulmões. Quando a mente está mais calma, é a hora de pronunciar algumas palavras escolhidas, por exemplo: "Aqui e agora, decido perdoar-me por tudo o que disse e fiz, bem como pelo que não disse e não fiz. Esse perdão é expresso em meu nome, em nome dos meus ancestrais e da minha linhagem futura. Decido perdoar e desatar todos os laços invisíveis que me mantêm preso ao passado e às pessoas que me magoaram. Não guardo nada dentro de mim e libero todos os laços que possam ter sido criados".

Cabe a cada um de nós encontrar as palavras mais adequadas. Depois de elaborar as próprias palavras para apelar às energias do perdão, é importante usá-las com a máxima frequência possível. Essas frases se tornarão, então, uma espécie de tema da sua vida.

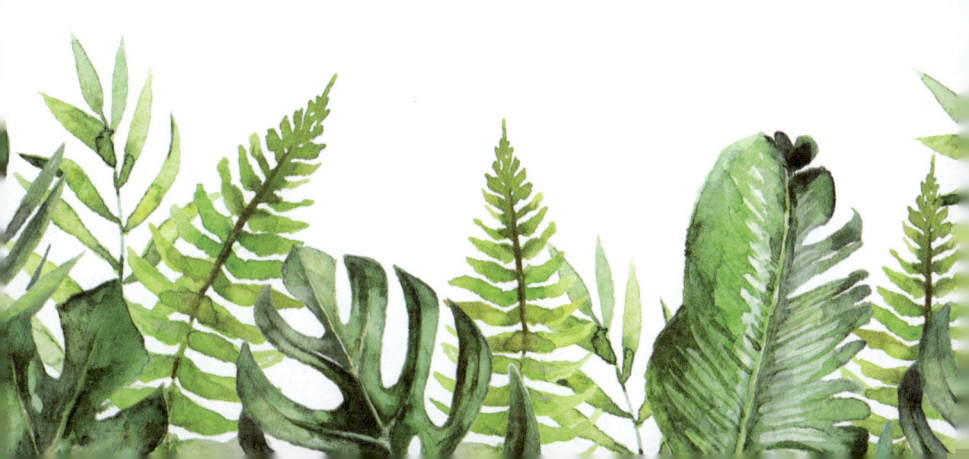

A SABEDORIA DOS ANCIÃOS

Nana Veary recomenda duas meditações por dia: uma ao nascer do sol, para agradecer a *akua* (veja a p. 14), e outra no começo da noite, para fazer a limpeza do dia. Explica que a meditação nesses dois horários específicos traz felicidade à vida[6]. Assim como o corpo precisa ser banhado com regularidade para prevenir odores desagradáveis, também nossa energia precisa ser limpa para não se estagnar.

    A meditação havaiana é muito simples e as palavras nascem do coração. Os havaianos encontram tempo para ficar sozinhos, junto à natureza ou em um local confortável, onde possam acalmar a mente, concentrando-se na vida que flui através deles enquanto respiram. De manhã, expressam sua gratidão por tudo: sua vida, aquilo que têm, aquilo que desejam e que consideram já ser seu, sua família, o sol, as árvores, os vegetais que os alimentam. Sorriem para a beleza da vida. À noite, "limpam-se", como já vimos, repassando o dia e perdoando a si mesmos e aos outros, a fim de se livrarem de todas as marcas que se formaram. Desapegam-se de todos os sentimentos negativos e os deixam ir embora, banhados como que por uma chuva que os livra da sujeira. Expressam sua gratidão e perdoam.

A desobstrução dos canais, a criação de novos mecanismos, a transmutação e o perdão: esses são os instrumentos que os anciãos nos oferecem para mudar nossa vida e redirecioná-la para o caminho de *pono*, pacífico e abundante.

No entanto, também temos de lidar com uma sociedade que nos ensurdece e rouba nosso tempo, impedindo-nos de nos dedicar a esse processo de reprogramação. Para nos ajudar a abrir novos canais e nos apoiar nessa introspecção vital, a tradição havaiana nos oferece mais um instrumento que muitas vezes é esquecido: a gratidão. Esse é um dos aspectos essenciais do caminho de *pono*.

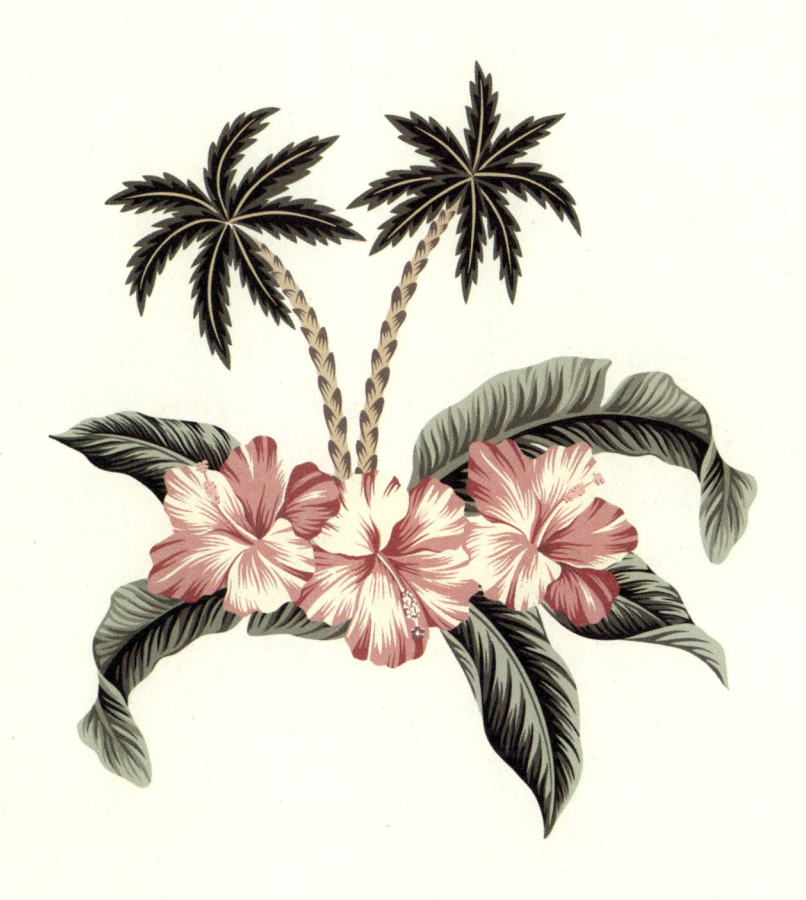

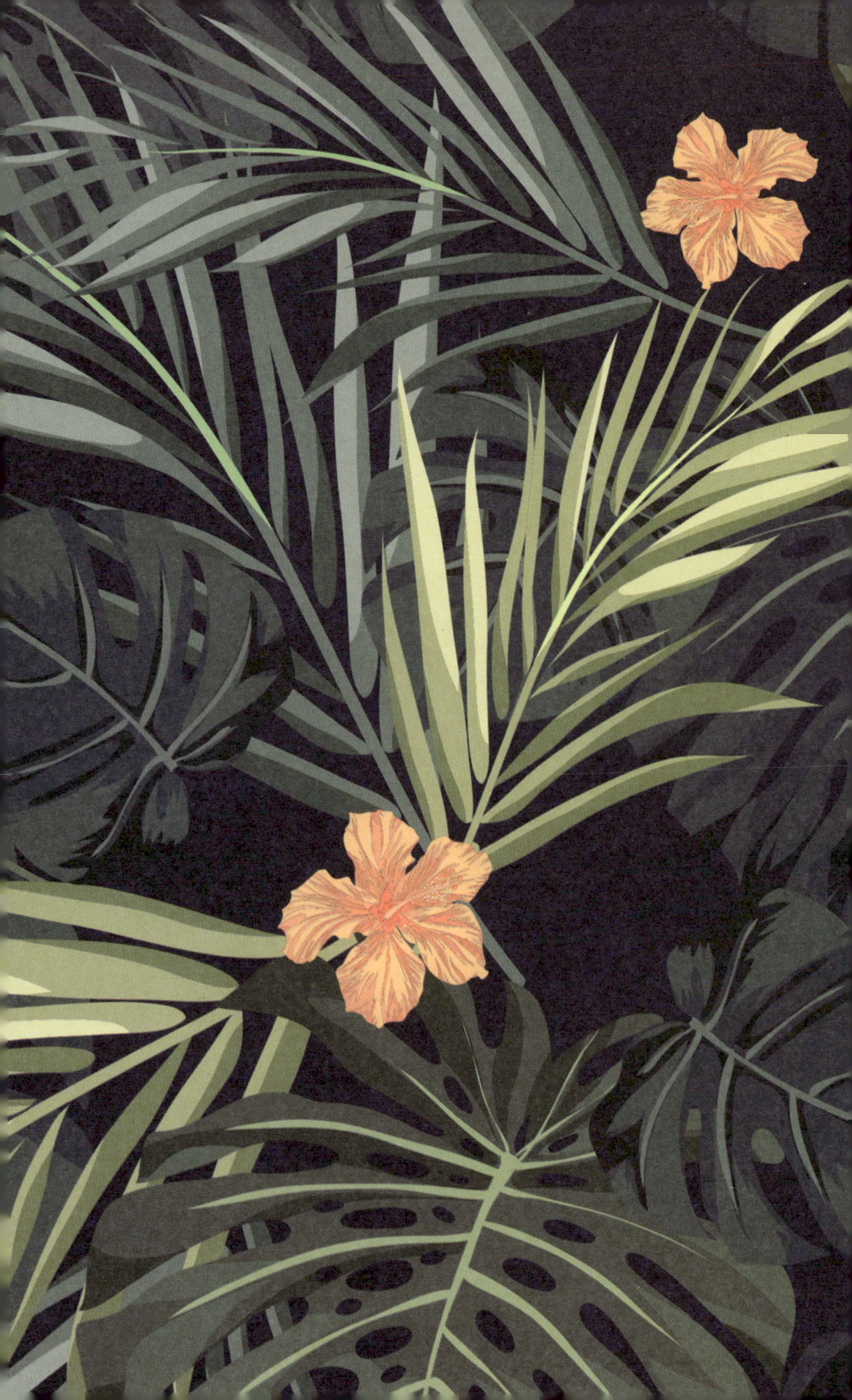

CAPÍTULO 4

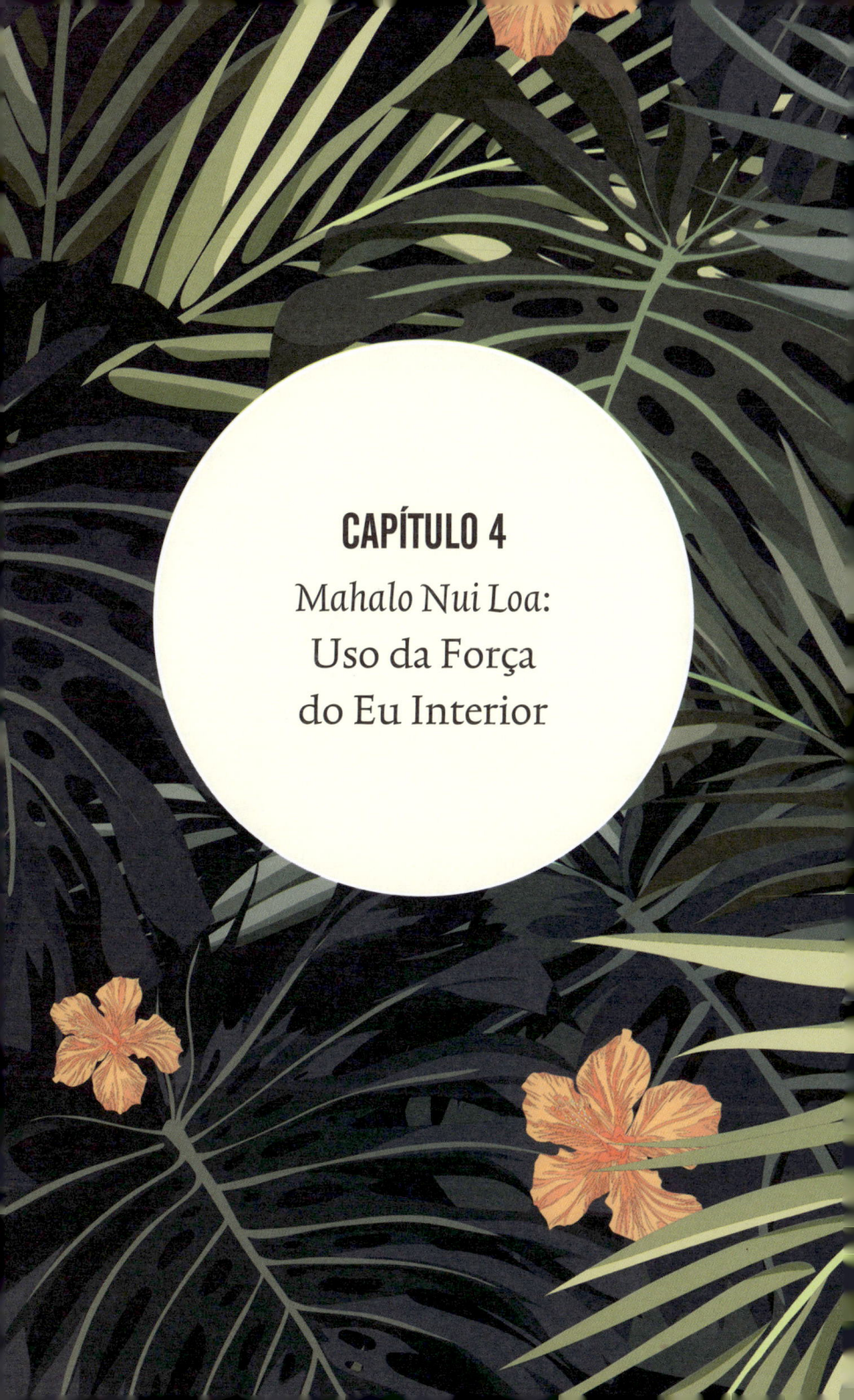

Mahalo Nui Loa:
Uso da Força
do Eu Interior

Na tradição havaiana, nossa "densidade" visível é considerada uma simples ponta de um *iceberg*. Por ser a única parte visível, nós a tratamos como se fosse nosso único ser real. Nossa outra parte – aquilo que está oculto sob a superfície – foi esquecida e negligenciada. No entanto, essa outra parte é a essência de nosso ser, a qual permite que cada um de nós se conecte com as leis do universo e assuma o controle da própria vida.

Embora essa parte invisível do ser seja muito real, é difícil dar-lhe um nome. Alguns a chamam de "eu interior"; outros, de "eu universal" ou "eu energético". Seja qual for o termo empregado, todos eles representam a mesma coisa: a parte do nosso ser que vibra em ressonância com os sons das leis da energia. Nosso ser interior é a parte que fala pelo canal da intuição. É a parte que se comunica por imagens, em sonhos, por meio de um pensamento fugaz que passa pela cabeça ou de uma intuição que surge sabe-se lá de onde, que nos impede de nos colocarmos em perigo ou nos impele rumo a alguém ou algo que nos fará bem.

Privando-nos do poder de uma grande parte do que nos define, usamos apenas uma pequena fração dos instrumentos de que precisamos para viver. Muitos anciãos, ao observar o mundo, espantam-se com as consequências por vezes drásticas dessa negligência: fadiga extrema, estresse, raiva, ressentimento, sensação de vazio. Muitos passam a vida lutando contra os acontecimentos e as circunstâncias e acabam se perdendo em um tumulto interior. A vida, porém, não precisa ser assim! Se somos, acima de tudo, seres energéticos, ao desconsiderar essas energias, estamos sufocando nossa verdadeira natureza. Quando fazemos isso, paramos de ouvir as mensagens que as energias nos dão e que visam ao nosso bem-estar.

Como uma pequena criança abandonada, nosso ser interior clama constantemente: "Cuide de mim, estou aqui!". Se não o ouvirmos, ele fará todo o possível para nos perturbar, impedindo-nos de ir em frente e fazendo-nos tropeçar para que enfim o reconheçamos e possamos nos beneficiar de sua sabedoria. Só então encontraremos a harmonia interior e teremos ao dispor todos os recursos de que precisamos para avançar no caminho da vida. Por outro lado, ainda teremos de aprender a silenciar nossa ruidosa mente e deixar nosso ser interior tomar as rédeas das escolhas, guiando-nos momento a momento. É nesse ponto que nosso caminho de vida se determina.

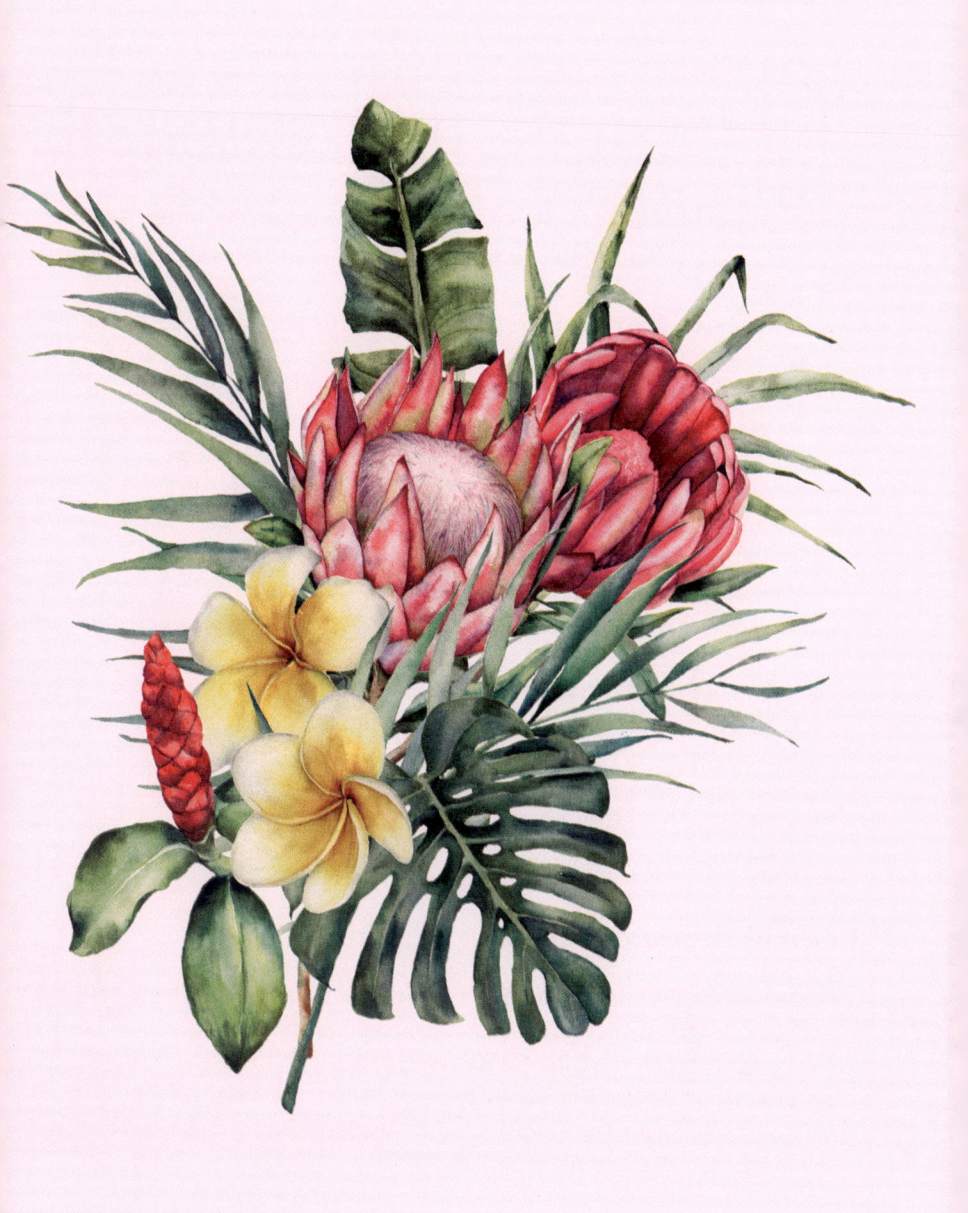

AMENIZANDO O ESTRESSE

Estresse: essa palavra se tornou tão comum em nossa boca que passamos a crer (mais uma crença!) que ele é um estado normal e legítimo neste mundo que privilegia as realizações exteriores e exige tudo para exatamente agora. Apesar de todo o esforço, o estresse surge do nada e penetra, de forma clandestina, nossa mente e nosso corpo.

Quantas vezes você já não se viu no cenário a seguir? Depois de tirar merecidas férias, desligando-se dos aborrecimentos do dia a dia, você volta relaxado e cheio de vida. Promete a si mesmo que não cairá de novo na armadilha da ocupação constante e passa os primeiros dias espantado diante do estresse alheio; empurrado por um sujeito determinado a entrar primeiro no ônibus, você apenas sorri. Já tem conhecimento suficiente para relativizar as coisas e saber que o estresse não tem sentido. Pouco tempo depois, no entanto, percebe que o estresse está de volta, sua mente está de novo "poluída", e a doce sensação de paz foi embora. De repente, parece que as férias aconteceram há séculos e que o estresse será seu companheiro constante até a próxima folga.

Imagine que a cada dia lhe fosse possível parar por tempo suficiente e encontrar a paz e a tranquilidade necessárias, relaxando um pouco – uma reserva de tempo em que as preocupações cotidianas pudessem ser vistas com certo distanciamento.

Ao desenvolver instrumentos capazes de silenciar o clamor do mundo, abrimos as portas para que a linguagem do invisível, a intuição e a inspiração assumam o papel principal. A mente não passa de um instrumento a serviço do nosso ser interior, tornando-se um meio de projeção dos nossos pensamentos – mas nada além disso.

Como silenciar o clamor do mundo

O mundo nos assalta todos os dias: informações, propagandas, novas tecnologias e relacionamentos humanos muitas vezes nos conduzem a um estado de caos emocional difícil de administrar. Nossa cabeça se enche de ofensas e aborrecimentos, alguns maiores, outros menores. A mente se curva sob o fardo dessas preocupações cotidianas. As consequências logo se manifestam: esquecemos de relaxar, de reservar um tempo diário para minutos de puro silêncio a fim de nos acalmar, refletindo sobre coisas belas, olhando para o alto e admirando a magia do mundo que nos rodeia.

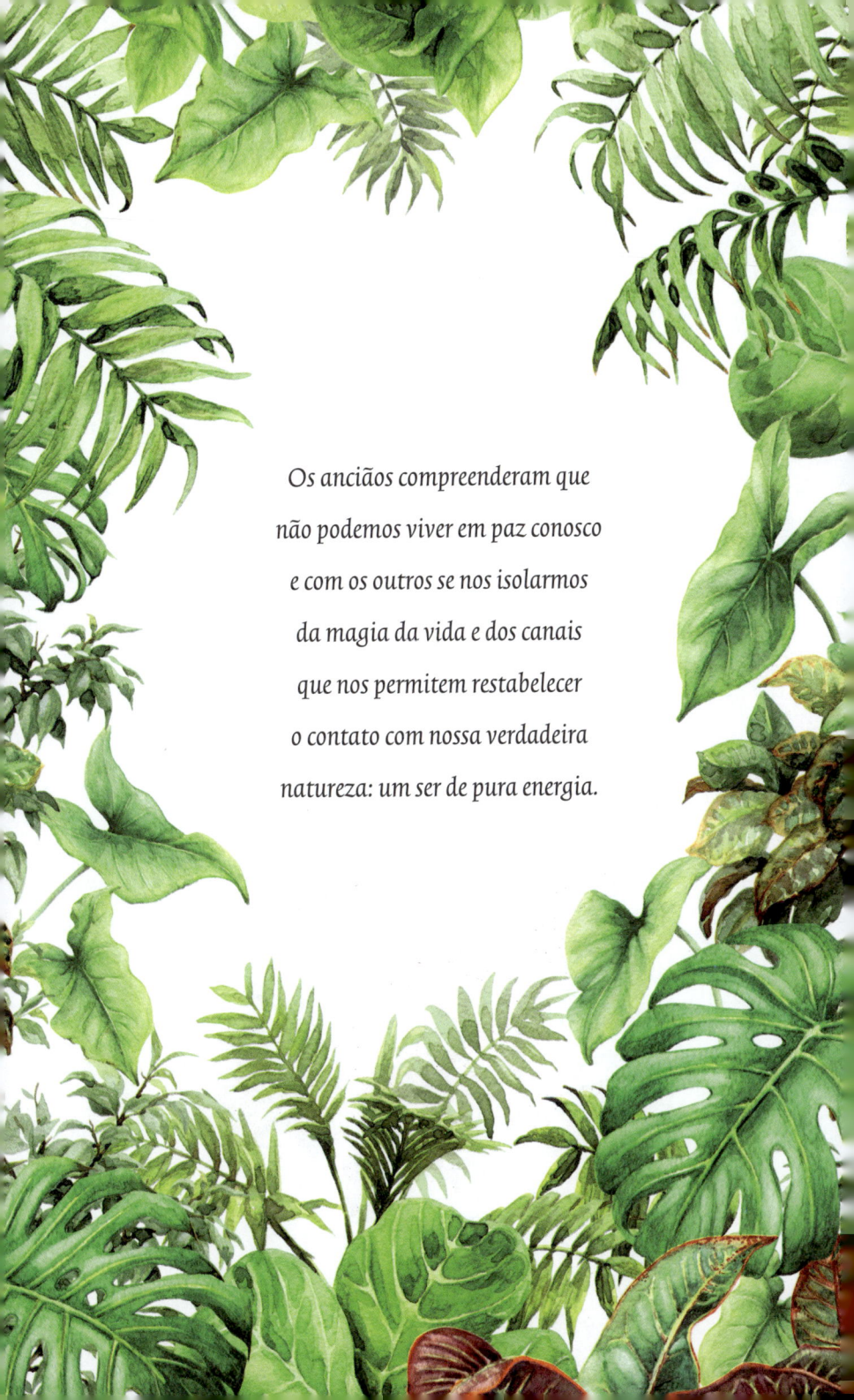

Os anciãos compreenderam que não podemos viver em paz conosco e com os outros se nos isolarmos da magia da vida e dos canais que nos permitem restabelecer o contato com nossa verdadeira natureza: um ser de pura energia.

Os havaianos acreditam que existem espaços privilegiados onde podemos silenciar o mundo: a natureza e o silêncio interior. A natureza é um espaço repleto de *mana* – a força que se concentra em certas pessoas, certos lugares e até objetos e que "irradia" sabedoria e poder. Um grande poder percorre árvores, florestas, plantas e lugares intocados pela intervenção humana. Quem já não percebeu quanto uma boa caminhada, longe da cidade, é capaz de restaurar a tranquilidade e as energias? A maioria das pessoas sente a necessidade instintiva de buscar esse tipo de momento.

Sempre que o decidirmos, podemos pedir à natureza que nos dê boas energias. A natureza é generosa e nos ofertará essas energias em abundância!

Em épocas antigas, uma das primeiras coisas que as crianças aprendiam nas ilhas era um respeito profundo por tudo o que as rodeava, no espírito unificador de *aloha*. Aprendiam a trabalhar em harmonia com a natureza e receber todos os seus dons. Ofereciam-lhe atenção e respeito, e ela lhes oferecia sua generosidade.

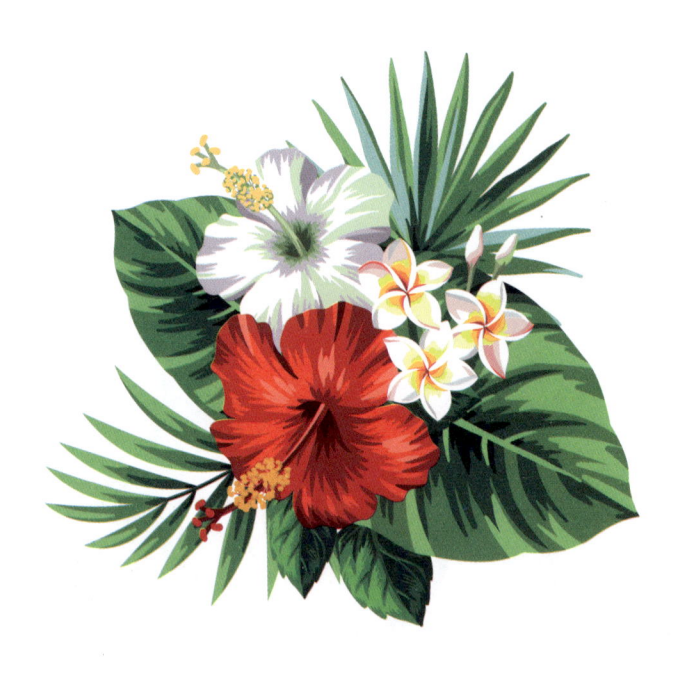

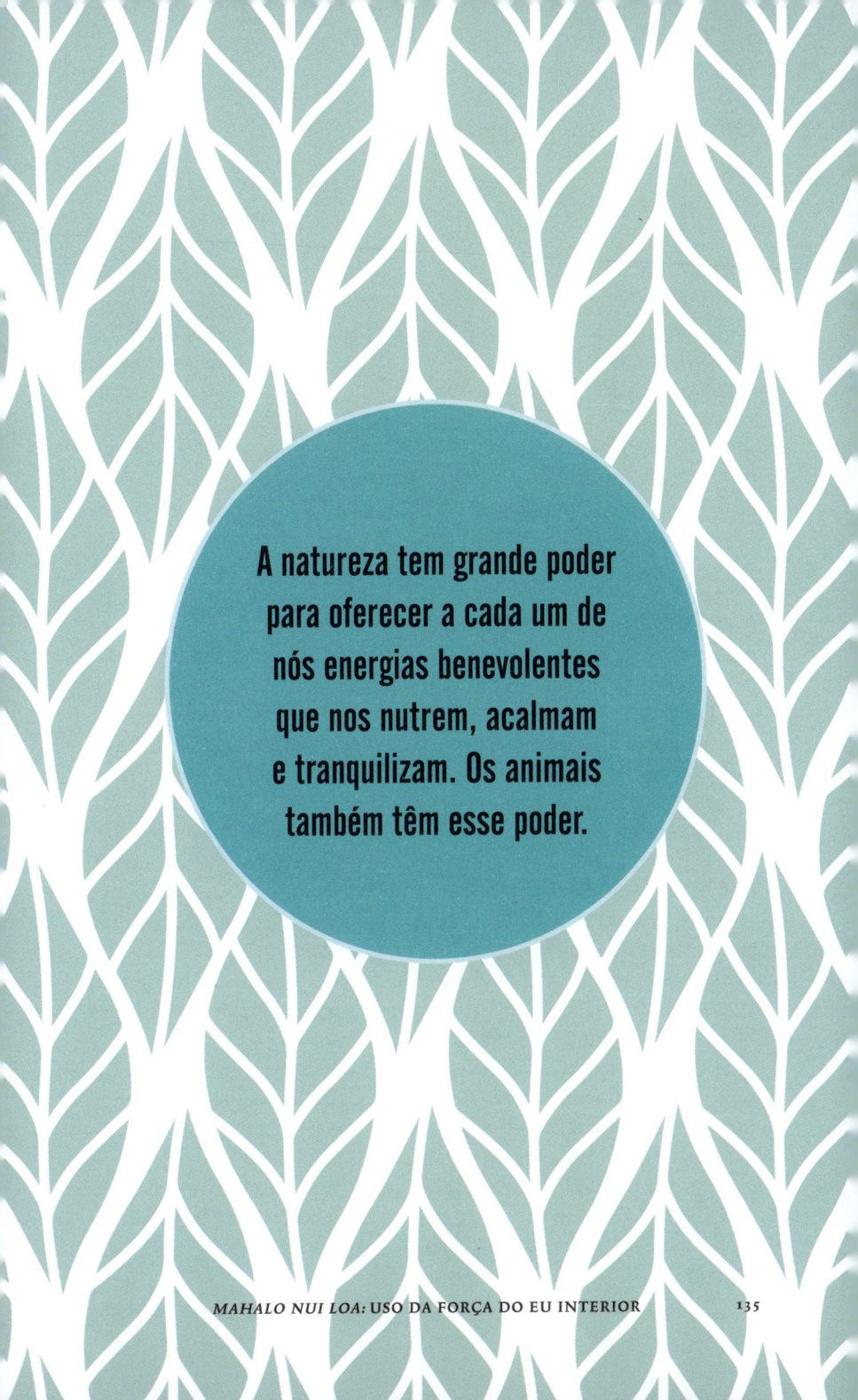

A natureza tem grande poder para oferecer a cada um de nós energias benevolentes que nos nutrem, acalmam e tranquilizam. Os animais também têm esse poder.

Ouvindo os sinais da natureza

Nana Veary conta uma história de sua infância que tem muito a nos ensinar. Um dia, seu avô precisou de uma canoa nova. Como sempre fazia nessas situações, ele passou três dias em silêncio e jejuando para elevar sua energia e unir-se à "Origem", sua mestra na vida. Ao final desse período, entrou na floresta a fim de procurar determinado pássaro, que – como havia pressentido em seu período de silêncio – o guiaria ao melhor tronco de árvore, a partir do qual faria a canoa. Procurou por dois dias até encontrar um tronco perfeito, mas o pássaro não estava lá. Nesse exato instante, um pássaro começou a bicar o tronco, revelando que este estava infestado de cupins. O avô de Nana aceitou o sinal e compreendeu que devia seguir o pássaro enquanto ele voava de árvore em árvore. Deixou-se guiar por ele por mais três dias. Por fim, o pássaro pousou em uma árvore e soltou um ruído de satisfação, indicando ao avô de Nana que a escolha havia sido feita. Depois de cumprir seu papel, o pássaro desapareceu[7].

Embora possa parecer sobrenatural para alguns, esse tipo de experiência é normal aos olhos dos anciãos. A natureza existe para nos ajudar e guiar. Mesmo hoje, não é incomum testemunharmos a comunicação entre um agricultor e suas plantações, um pescador e os peixes, um coletor de plantas medicinais e a floresta. Homens e mulheres falam com a natureza, que, em troca, lhes dá informações. Eles a agradecem por seus dons no exato instante em que os tiram da terra. Não se sentem apartados da natureza, mas em perfeita comunhão com ela.

Lembro-me de quando cheguei à Ilha Grande. Sozinha no meio de toda aquela natureza, que me era estranha, eu tinha dificuldade para dormir. As noites me traziam temores, pois eram cheias de ruídos que minha imaginação amplificava! Na terceira noite, um gato surgiu do nada, entrou em minha cabana e se enrodilhou ao lado da cama. Em todas as noites seguintes, ele voltava quando eu já estava deitada e tornava a sair na manhã seguinte. Permaneceu a meu lado à noite até meus temores diminuírem. Então, desapareceu. Já havia desempenhado seu papel.

Talvez você também já tenha tido a oportunidade de gozar da sabedoria e da proteção da natureza. Esta pode nos oferecer dons inesperados, mas também precisamos decidir ouvi-la e, sobretudo, dedicar-lhe o respeito que ela merece.

Para ouvir o que a natureza, nossos guias e nossa voz interior têm a nos dizer, o silêncio é o maior aliado. É impossível ouvir algo quando temos uma imensa cacofonia dentro da cabeça.

A SABEDORIA DOS ANCIÃOS

Sempre que estiver triste, em vez de repassar tudo em sua cabeça, saia para caminhar junto à natureza. Aquiete a mente e deixe que a energia da natureza o cure e lhe mostre o caminho.

É assim que as coisas são para nós na maior parte do tempo: a mente está sempre repleta de pensamentos que nos impedem de ouvir. Pouca gente aprendeu a aquietar os pensamentos, meditar, relaxar sem fazer nada e ouvir a própria respiração. Já não sabemos como silenciar as vozes do mundo. Os sábios compreendem que o silêncio lhes dá o poder de se conectar com a "Origem". E no silêncio, e apenas nele, é que a orientação pode ser ouvida. Somos nós que precisamos buscar esse silêncio, pois o mundo nunca para. Cabe a nós apertar o botão de pausa. Uma vez dominado, esse silêncio interior pode ser muito poderoso. No silêncio, os canais energéticos se abrem, e algo – nosso ser interior, talvez – se comunica com tudo o que está ao redor, unindo-se à energia universal. Você é capaz de agradecer (a lei da gratidão), perdoar, amar, vibrar em ressonância com o som da vida que flui dentro de si. Nosso corpo o sente de imediato, se acalma e desfruta dessa harmonia.

Respire para se acalmar

Um exercício simples para endireitar as coisas quando "perdemos o contato" é a respiração consciente. A qualquer momento, podemos silenciar tudo ao redor e nos concentramos em nossa respiração, no ar que inalamos e exalamos em uma onda contínua. É a melhor maneira de entrar no fluxo da vida. Neste exato instante, tome consciência da vida que flui em seu ser: "Aqui e agora, estou conectado à vida por meio da minha respiração". Quase sempre, esses poucos minutos roubados ao mundo lhe permitirão sentir o surgimento de uma calma profunda. Pode ser também que, depois de praticar o silêncio com regularidade por certo tempo, comecem a lhe surgir respostas, soluções, novas pistas, intuições. É nesse momento que precisamos aceitar esses pensamentos transitórios como mensagens da "Origem". Confie nela e siga seus conselhos.

DEIXE-SE GUIAR PELA INTUIÇÃO E PELA INSPIRAÇÃO

A tradição havaiana atribui grande importância à linguagem das energias que não passam pelos canais comuns da mente (análise, reflexão, julgamento, avaliação e classificação). O ser interior se comunica por meio de pensamentos fugazes, de sensações. Muitas vezes nos aconselha sobre escolhas a serem feitas. No entanto, precisamos ser capazes de ouvi-lo e, confiantes, concordar em seguir seus conselhos.

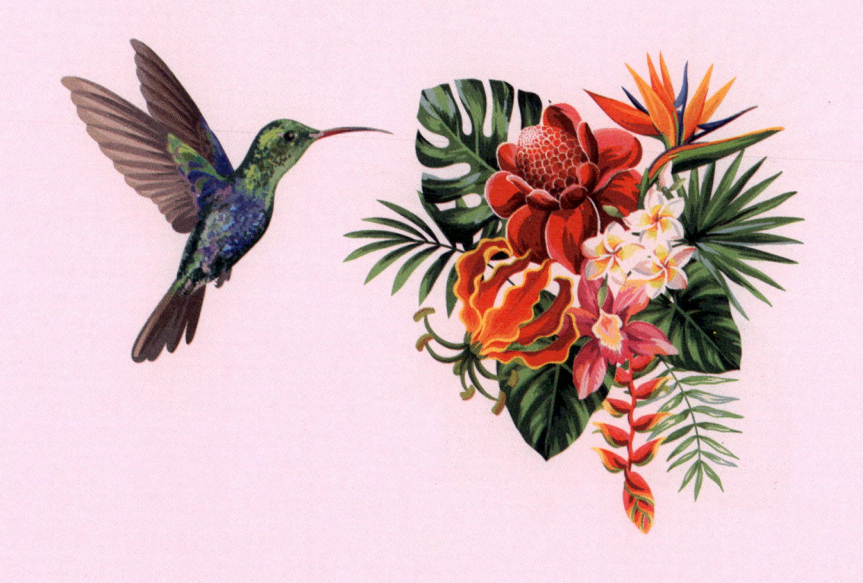

*A intuição nasce das profundezas do nosso pensamento
e afirma seu direito de ser ouvida.*

A energia nada tem a ver com o ego, a mente ou as emoções de que nos lembramos. Se ela tem uma mensagem a nos enviar, toma o caminho direto, que se traduz, em nossa cabeça e nosso corpo, por uma intuição. Não tem explicações racionais, não pode ser resumida em um processo consciente. Tudo o que podemos dizer é que está ali, dando-nos uma orientação a ser seguida. Se a mente tiver a mesma opinião, ótimo. Se, por outro lado, estiver pensando outra coisa, pode haver conflito.

Por que, então, devemos decidir confiar na intuição, e não nos pensamentos racionais? Mais uma vez, é uma escolha que cada um de nós tem de fazer. Seguir a intuição significa abrir mão do "racional" e escolher outro caminho, ditado pelo eu energético. E isso nem sempre é fácil.

Talvez tenhamos vários argumentos racionais em favor de determinada opinião e, no entanto, venhamos a perceber que a intuição nos conduz em um sentido diferente. Sobretudo em assuntos amorosos, a intuição muitas vezes conhece o melhor caminho.

A intuição: boas orientações para a vida

Imagine uma mulher encontrando alguém que parece perfeito. Quanto mais o conhece, mais razões tem para pensar: "Quero construir minha vida ao lado dele". Além disso, ela está tão carente de amor que se esforça, ansiosa, para que aquilo aconteça. Seu desejo de não permanecer sozinha é tão forte que, em nível inconsciente, ela toma a decisão de só ver o que deseja ver, assim fechando a mente a tudo o que possa indicar um problema no relacionamento.

Pode ser que a intuição já tenha começado a lhe falar, alertando-a: "Tome cuidado, ele já demonstrou que pode ser ciumento ou que precisa dominá-la; está mesmo disposta a assumir esses problemas?". Nesse momento, contudo, ela não está disposta a ouvir sua intuição e tampa os ouvidos: "Não, não é isso que minha intuição sente ser verdadeiro; de qualquer jeito, vou me esforçar para que o relacionamento dê certo". Toma então a decisão de não seguir o instinto e decide abrir o coração para aquela pessoa. Alguns meses depois, o relacionamento se tornou tão sufocante que o melhor a fazer é terminá-lo.

Seguir a intuição pode ser uma escolha difícil, pois pode obrigá-lo a desistir daquilo que você quer. Seja o que for, está a seu alcance, mas a intuição diz não. Deve-se ouvi-la ou não?

Os havaianos têm a mais absoluta confiança em sua intuição, pois creem que é a energia universal que se expressa por ela, a fim de guiá-los. Diante dos mistérios da vida, concordam com humildade em seguir a intuição, mesmo que o caminho por ela proposto lhes pareça muito distante do que a mente quer. Sabem que não são capazes de ver o panorama. Assim, de bom coração, admitem que nem sempre o que querem é bom para eles. Reconhecem que não compreendem tudo; sabem que é inútil analisar e tentar dar sentido a todos os elementos. Dessa maneira, deixam-se guiar pelo poder invisível das energias e se mantêm convictos de que o caminho proposto pela intuição é o correto, mesmo que lhes pareça espinhoso.

Manter o rumo por meio de *pono*

Viver o tempo todo fora de sintonia é algo que exaure o corpo e a mente. É como caminhar em uma corda-bamba: precisamos desenvolver as mais diversas técnicas para não cair. No entanto, é isso mesmo que fazemos todos os dias. Viramos de ponta-cabeça para tentar entender o que estamos fazendo; contemporizamos com outras pessoas e escolhemos o que vamos jogar fora. Tudo é válido, desde que nos ajude a conciliar nossas ambições e nossos sonhos, a vida cotidiana, nossas limitações, nossos medos, dramas...

A tarefa não é fácil! Para nos ajudar a manter o rumo, o *pono* nos oferece um auxílio precioso: as metas que traçamos, sejam quais forem; aquelas que sabemos serem boas para nós; aquelas que nos fazem avançar. Os havaianos têm uma palavra para designá-las: *kiakahi*.

Kai Kaholokai, especialista em plantas medicinais havaianas, é taxativo quanto à importância de estabelecermos metas alinhadas com o "grande propósito" da vida.

Pode ser que, por sermos ocidentais, tenhamos dificuldade para captar esse conceito, mas a ideia é que todos nós temos um ou mais *kiakahi* – dons únicos e pessoais que precisamos partilhar com os outros. Para encontrá-los, basta ver quais são as atividades que nos fazem perder a noção do tempo. Surpreendemo-nos ao descobrir que passamos horas fazendo algo que nos faz esquecer de nós mesmos, de tal maneira que o tempo deixa de existir. Pode ser desenhar, cuidar das crianças, encorajar as pessoas com nossa alegria de viver, subir em árvores, escrever, fazer massagem, saber ouvir, inventar, partilhar o conhecimento... Cada um de nós tem um dom a oferecer. E a meta é caminhar rumo à realização dessa "tarefa", desenvolver esse dom e encontrar prazer ao fazê-lo.

O ato de fazer algo que nos aproxime um pouquinho de nosso *kiakahi* nos ajuda a manter o rumo. Encoraja-nos a avançar, qualquer que seja nossa situação e seja lá o que estiver ocorrendo ao redor. Dá-nos força para continuar naqueles momentos em que nos sentimos sem energia. Sabermos nos adaptar é uma grande vantagem. A vida às vezes nos conduz por um caminho diferente. Com os diferentes encontros e experiências de vida, nosso *kiakahi* pode mudar. Podemos nos adaptar e redefinir nossas metas, mas o espírito de *pono* está sempre presente: podemos nos esforçar em prol de algo novo que nos preencha com uma sensação de bem-estar.

CULTIVO DA PODEROSA ENERGIA DA GRATIDÃO

Assim como nosso corpo físico precisa de alimento para sobreviver, assim também o corpo energético precisa de nutrição para desenvolver sua força – um poder forte o suficiente para mudar sua realidade. Sem essa nutrição, ele se desgasta e perdemos o contato com o poder de efetuar mudanças no mundo. Estaremos limitados a apenas suportar os acontecimentos externos, sem dispor da força nem dos recursos de que precisamos para assumir o controle de nossa vida.

Procuremos ver as coisas pelos olhos dos mestres havaianos: tudo na Terra é feito de energia – as pedras, os animais, os vegetais, as pessoas... O que muda é apenas o nível de vibração de cada coisa. As pedras têm o mais baixo nível de vibração (a pedra é densa e imóvel; não pode mudar sua realidade de modo consciente), ao passo que os seres humanos têm vibração mais elevada, que nos dá o poder de termos consciência dos mecanismos do universo e, em especial, o poder de mudar nosso ambiente.

Cada pessoa vibra em determinado nível; é como uma carteira de identidade energética, única e exclusiva para cada um. Níveis semelhantes de vibração se atraem, e é por isso que, muitas vezes, acabamos conhecendo sempre os mesmos tipos de pessoa – a energia delas é semelhante à nossa. Quanto mais rápido, mais elevado, mais sutil e mais transparente o nível de energia, mais seremos capazes de usar as leis do universo para melhorar nossa vida. Quanto mais denso, mais tenderemos a sentir que estamos presos em uma existência que nada tem a ver conosco e para a qual não vemos saída.

Nossas limitações, preconcepções, memórias e nosso ego muitas vezes nos afastam das boas energias e de uma consciência mais clara do mundo. Há um instrumento que se mostra muito eficaz para contrabalançar essa tendência negativa: a gratidão.

Para ganhar poder e força (*mana*) para nossa vida e atingirmos as outras pessoas, os mestres havaianos nos aconselham a limpar tudo o que nos polui, a projetar o poder dos nossos pensamentos, a ouvir os conselhos do nosso "ser interior" e a viver momento a momento no espírito de *pono*.

Se estivermos cobertos dos pés à cabeça (com nossas limitações, memórias, nossos julgamentos e críticas), não seremos capazes de aproveitar o sol que aquece nosso corpo. O calor logo nos sufocará e teremos de ir para a sombra. Se, porém, nos despirmos e tivermos liberdade para nos movimentar, o sol poderá nos aquecer e nos fazer bem.

É pelo cultivo contínuo da gratidão que nosso ser interior se torna forte e repleto de energia. Para isso, contudo, precisamos mudar mais uma vez o jeito de ver as coisas. É um desafio, mas os resultados compensam.

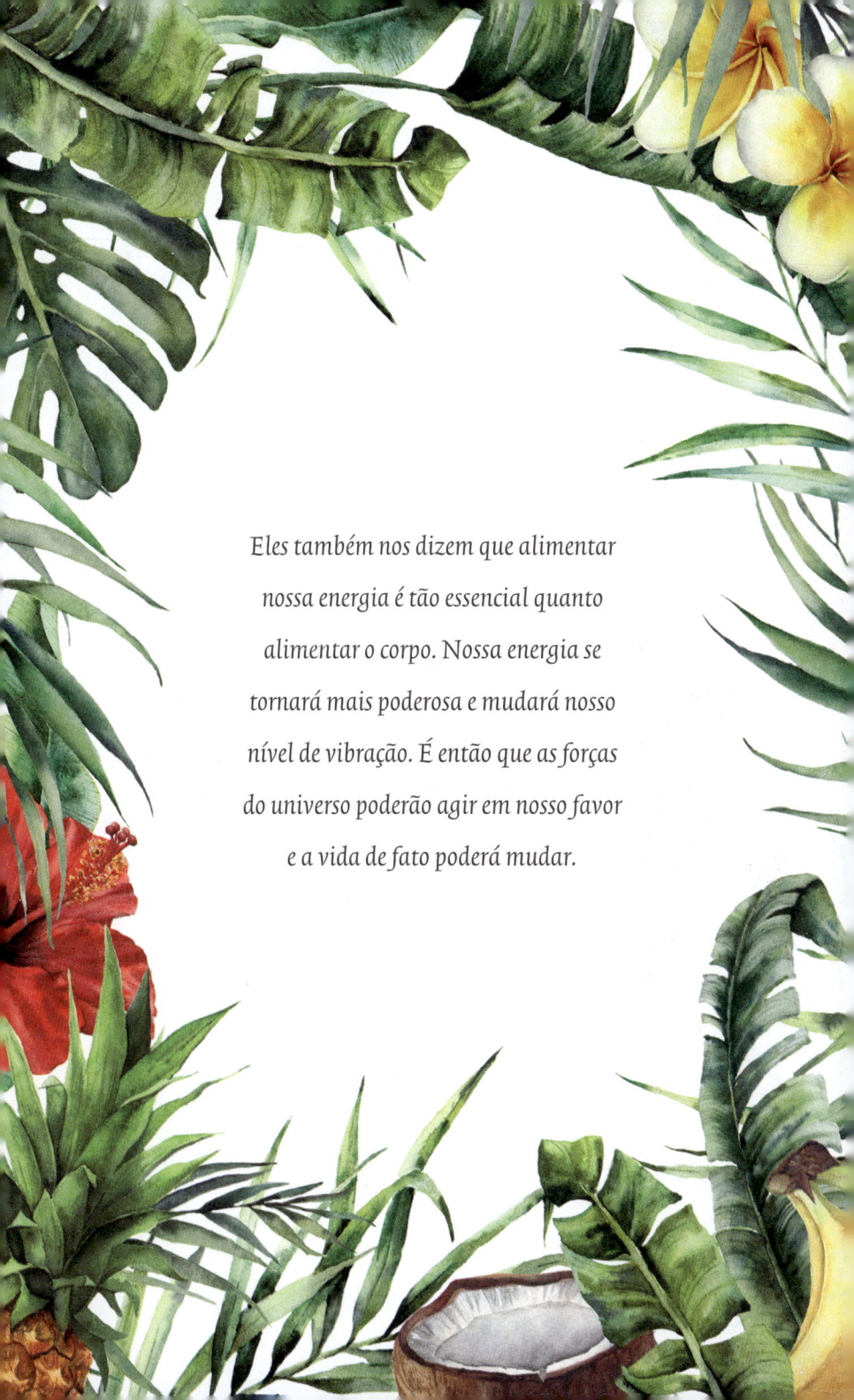

Eles também nos dizem que alimentar nossa energia é tão essencial quanto alimentar o corpo. Nossa energia se tornará mais poderosa e mudará nosso nível de vibração. É então que as forças do universo poderão agir em nosso favor e a vida de fato poderá mudar.

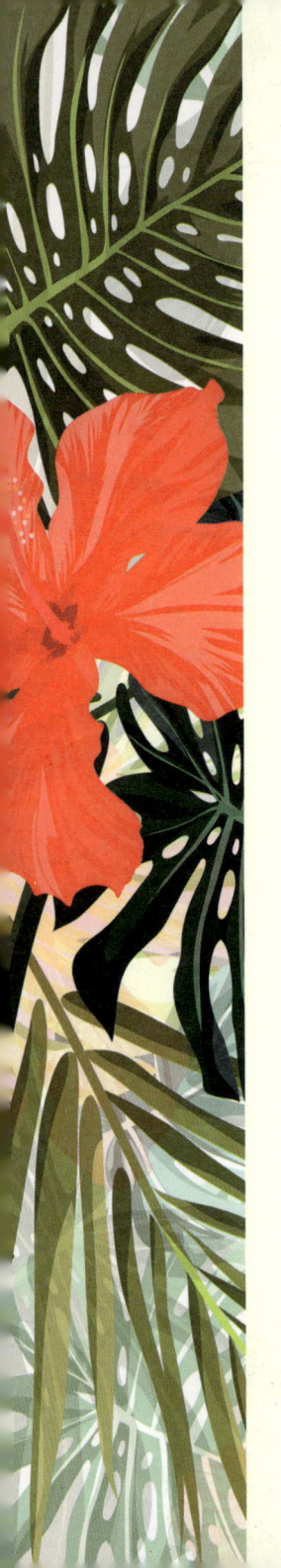

Conexão com o que nos faz bem

A gratidão dá alegria ao coração. Se disser "sou grato" sem anexar nenhum sentimento a suas palavras, estas perderão seu poder. Por outro lado, se as palavras vierem acompanhadas de sentimentos, será liberada uma energia que nutrirá de imediato o corpo energético.

Seja grato por ter recebido

ajuda para dar o primeiro passo.

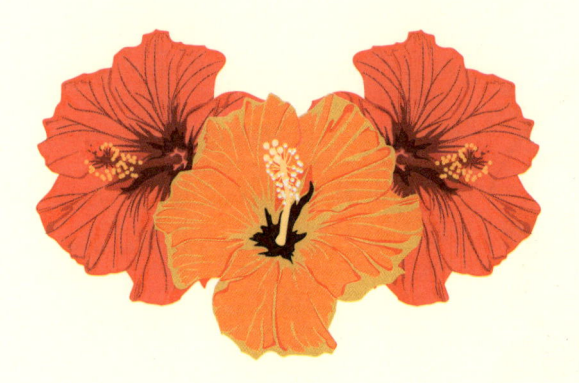

A gratidão consciente se torna uma meta diária, e muitos havaianos que vivem segundo o espírito de *pono* reservam alguns minutos por dia para agradecer à vida por seus muitos dons. A professora de dança havaiana (*hula*) Pattye Kealohani Wright partilha sua perspectiva:

É minha responsabilidade dedicar minha energia ao pensamento positivo. Nunca critico meu corpo! [...] Ser negativa e criticar o corpo que tenho é contraproducente para minha saúde e meu bem-estar de modo geral. Quaisquer pensamentos de autodepreciação [...] ficarão armazenados em minhas células como uma verdade. O ódio fará morada nelas e, por fim, criará doenças. Sei com certeza que a gratidão é a força mais importante e poderosa que existe. Sei que, se começar o dia com gratidão, todo o meu dia será bom. Começo por apreciar esta máquina magnífica que é o meu corpo. Em seguida, agradeço por ter pernas fortes e bons pés. Expresso gratidão pelas mãos que trabalham duro.

Abençoo o coração, que vem trabalhando por mim desde antes de eu entrar no plano terrestre. Expresso gratidão pelos meus pulmões, que me proporcionam o sopro vivificante quer eu esteja adormecida, quer desperta. Expresso gratidão por todos os meus preciosos órgãos, um a um, que trabalham dia e noite para me manter viva. Sei com certeza que essa apreciação positiva e essa gratidão curam e reparam meu corpo.[8]

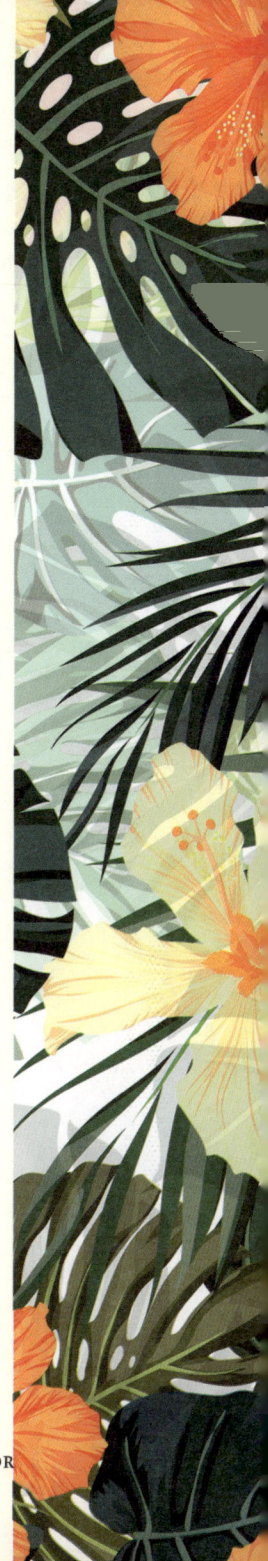

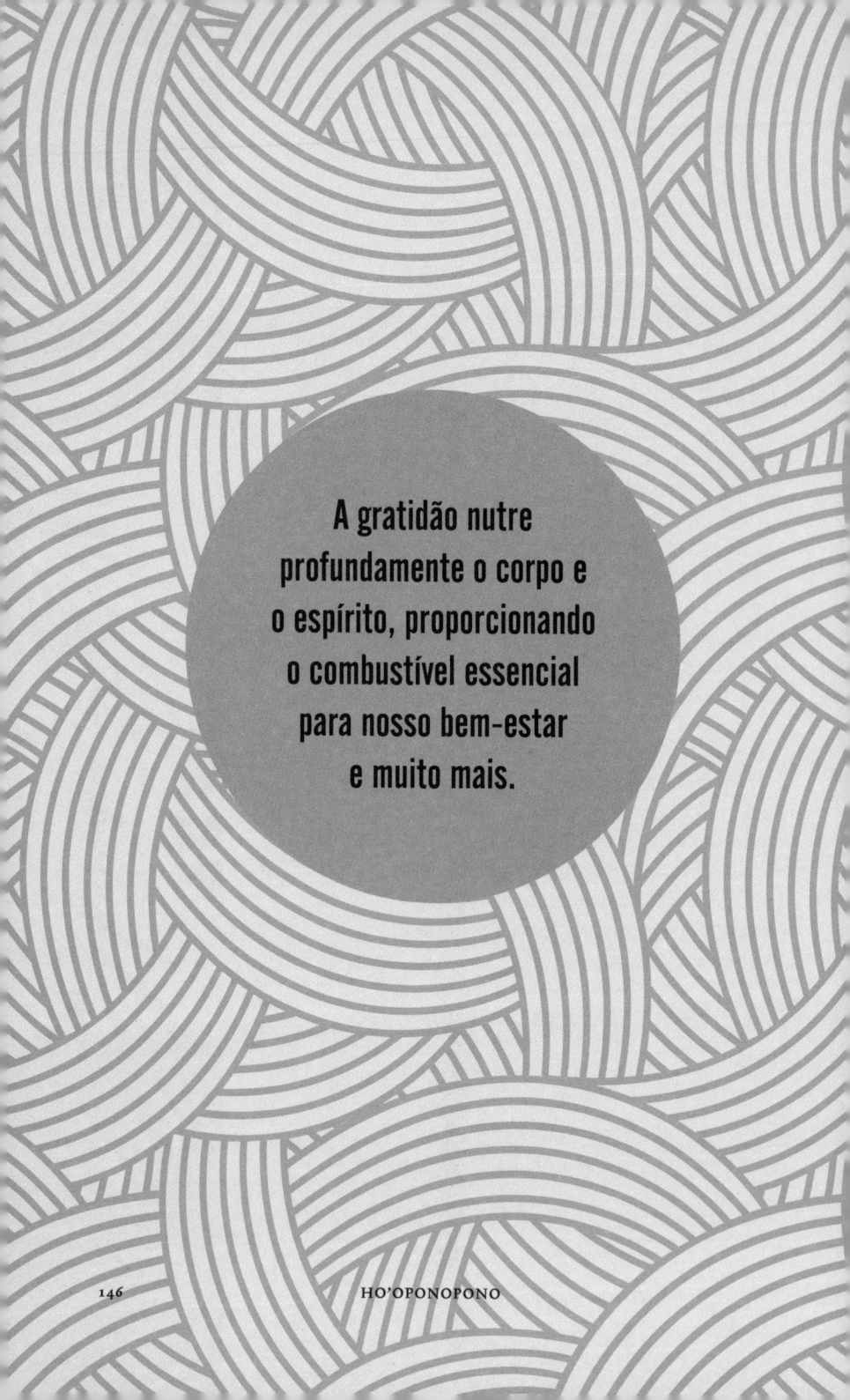

A gratidão nutre profundamente o corpo e o espírito, proporcionando o combustível essencial para nosso bem-estar e muito mais.

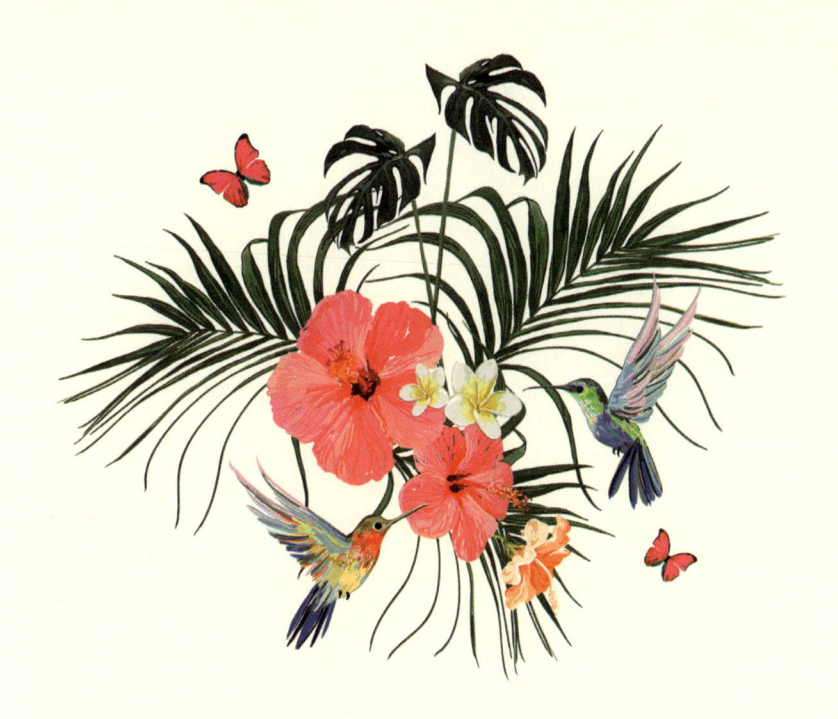

Por que não começar toda manhã expressando gratidão pelo que temos? Família, companheiro, saúde, amigos, filhos, casa... Sejam quais forem nossas circunstâncias de vida, cada um de nós tem algo com que se alegrar. Expresse essa nova consciência em palavras: "Sou grato por...". Deixe que essas palavras o envolvam; com frequência, você se verá sorrindo e perceberá que todo o seu corpo se sente mais leve e vibra com uma energia invisível, mas que pode ser sentida no fundo do seu ser. Além disso, essa sensação é calorosa e agradável.

Não é preciso procurar muito longe: para desenvolver o poder da gratidão, pode-se começar com a gratidão por pequenas coisas. Repare naquelas coisas que lhe dão motivo para estar feliz e expresse em alto e bom som sua gratidão e sua apreciação por elas. Também declare sua gratidão pelas experiências futuras que solicitou – como se já as vivenciasse. Faça-as "vibrar" em seu ser antes ainda de se manifestarem.

O mais surpreendente em tudo isso é que,
quanto mais vibramos ao som da gratidão,
mais descobrimos motivos para nos alegrar na vida!

O desenvolvimento da gratidão apoia a mudança em nossa vida

Sem a gratidão, nosso poder de influenciar o mundo e mudar a realidade é fraco ou inexistente. Usando a mente para desenvolver uma atitude positiva em todas as circunstâncias, acumulamos o poder de que precisamos para mudar. Quando cultivamos a gratidão, criamos, por meio dos pensamentos, vibrações positivas que atrairão mais coisas positivas para nossa vida.

Todo dia pode se tornar uma oportunidade para agradecer ao universo: o sorriso de um desconhecido quando estamos aborrecidos, o telefonema de um amigo, uma flor que aparece entre duas placas de concreto no pavimento, uma música que ouvimos "por acaso" quando estamos nos sentindo tristes. Basta-nos estar atentos para descobrir oportunidades de gratidão. Quanto mais agradecemos, mais nosso coração se abre para os dons da vida.

Se esse exercício parece difícil, silencie todos os motivos para não o fazer e comece a agir "como se" não fosse difícil. Obrigue a mente a tomar outra direção, escreva dois ou três "sou grato", leia-os em voz alta e repita o exercício no dia seguinte. Virá um dia em que o papel não será mais necessário: a sensação de gratidão tomará conta do seu ser e você descobrirá, surpreso, que tem muitas novas razões para se alegrar. Com o cultivo desse sentimento precioso, todo o seu corpo começará a vibrar com uma energia que atrairá experiências novas e construtivas para sua vida.

O objetivo é buscar com afinco e perseverança aquela vibração particular que nos ajudará a construir um futuro melhor, pois, quanto mais cultivarmos a gratidão, mais baniremos da mente os pensamentos negativos. A alegria por fim terá espaço para se expressar. A mente consciente começará então a despertar para os benefícios das outras leis do universo: a aceitação, o perdão e a manifestação. Lembre-se: a energia é atraída para o objeto de sua atenção. Quando sua atenção se volta para algo positivo, a gratidão, abre-se o canal para que experiências semelhantes sejam atraídas para sua vida. É assim que funcionam as leis invisíveis do universo.

O mais difícil não é sermos gratos pelo que já temos ou pelo que é bom por natureza, mas sermos gratos pelo que ainda não recebemos – e, sobretudo, sermos gratos pelas coisas de que não gostamos. Talvez pareça estranho ser grato pelas dificuldades, mas a sabedoria havaiana afirma se tratar de uma coisa boa. Visto que tudo acontece por uma razão que ajuda nosso ser interior a amadurecer (mesmo que não a compreendamos), as situações difíceis são tão úteis quanto as agradáveis. Confiar no universo e ter gratidão pela experiência que ele nos dá é a melhor maneira de fazer dessa experiência algo útil para reflexão. Quem faz isso talvez nunca tenha de passar pela mesma experiência de novo, pois terá aprendido sua lição!

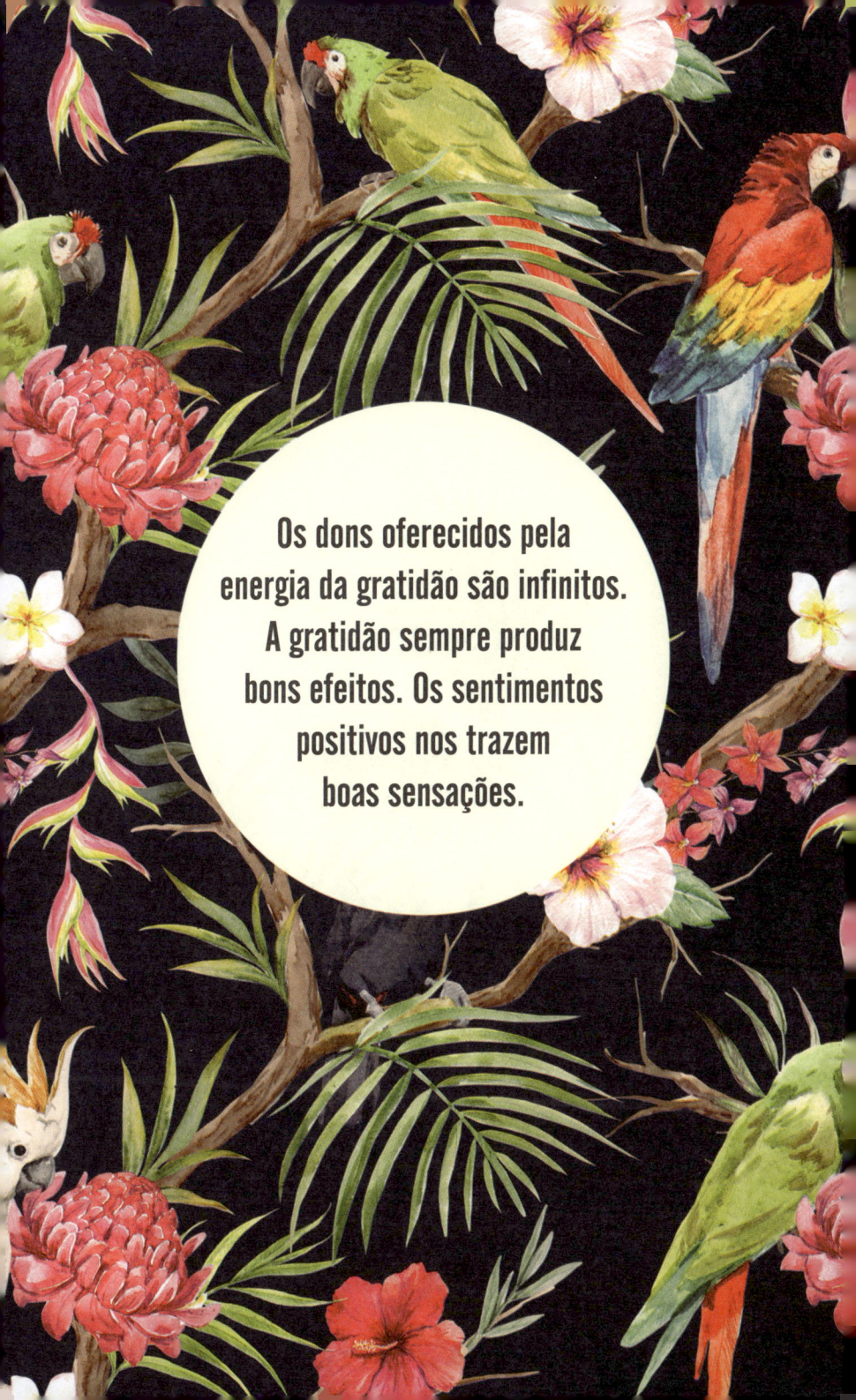

Os dons oferecidos pela energia da gratidão são infinitos. A gratidão sempre produz bons efeitos. Os sentimentos positivos nos trazem boas sensações.

A gratidão traz para a vida mais motivos para sermos gratos, pois atraímos ainda mais razões de felicidade. O universo responde à nossa vibração.

Conservar o sentimento de gratidão também ajuda o corpo a lutar contra as agressões externas: colabora com a produção de endorfinas – o hormônio da felicidade – e a luta contra o estresse, além de acalmar o coração.

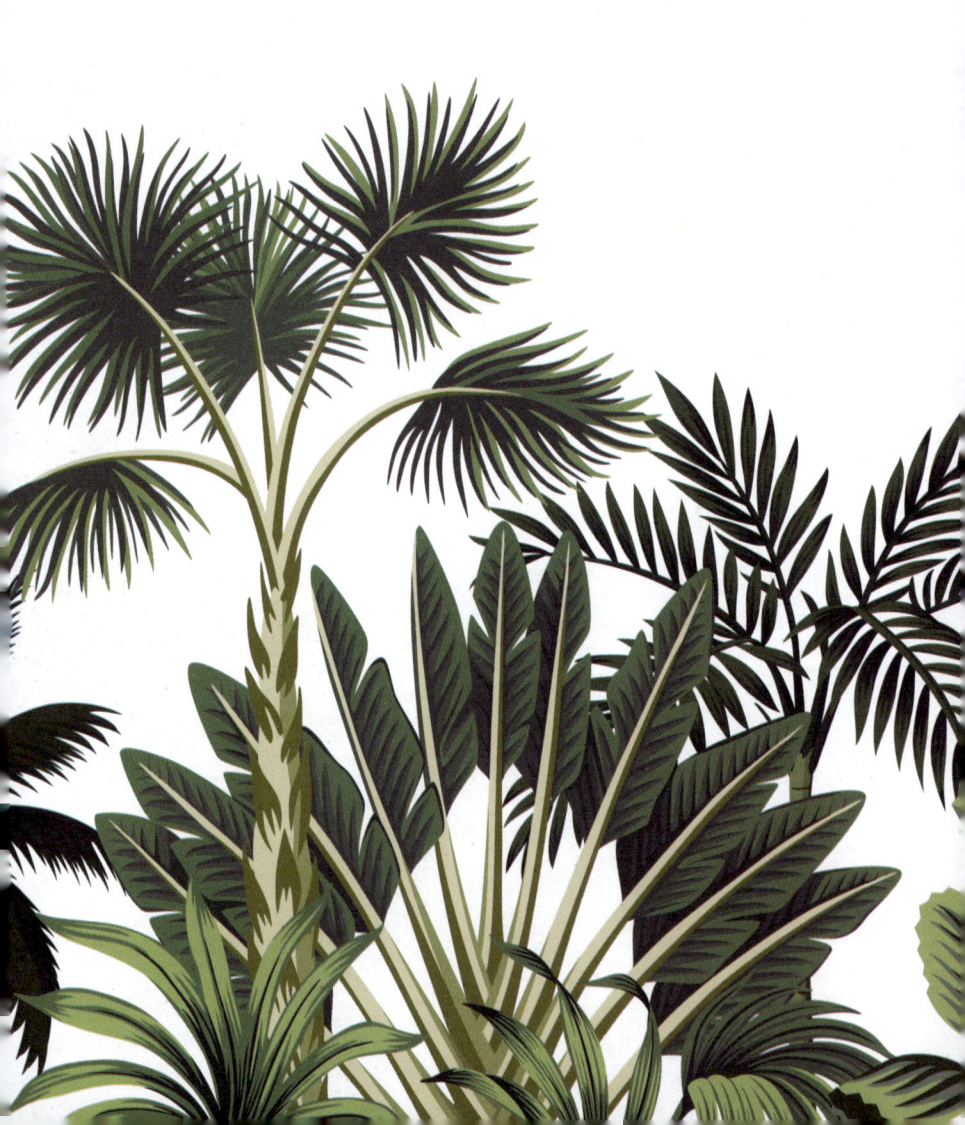

Permite-nos também ver mudanças mais rápidas em nossa realidade. Os mestres havaianos dizem que, se trabalharmos para ver a manifestação de algo que pedimos sem, porém, expressarmos alegria e gratidão por já o ter recebido, isso impedirá que nosso desejo se realize. Porém, quando um desejo é expresso por um coração grato, esse ato funciona como um ímã que atrai a realização do desejo. Também nesse caso, quando o experimento da gratidão é realizado durante algumas semanas, os efeitos sobre nossa vida cotidiana se fazem notar. Se o seu coração, seu corpo e sua vida estiverem melhores, dê continuidade à prática, agradeça pelas mudanças que ela trouxe... e espere por mais!

Todos nós temos de nos lembrar de uma regra simples das leis do universo: se queremos alegria em nossa vida, temos de dar alegria. Se queremos amor, temos de dar amor. Parece que o que os anciãos estão tentando nos dizer é que não se trata de uma via de mão única. Todos nós temos um importante papel a desempenhar.

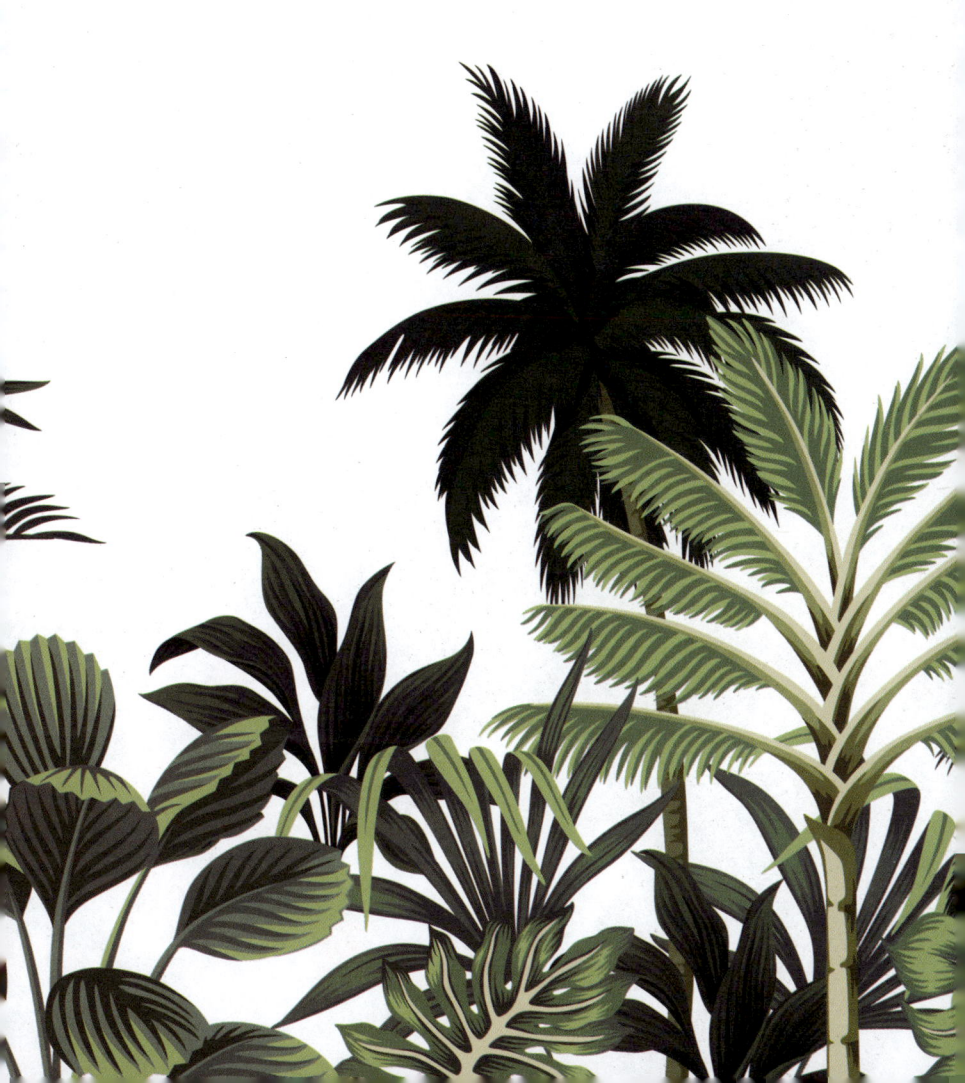

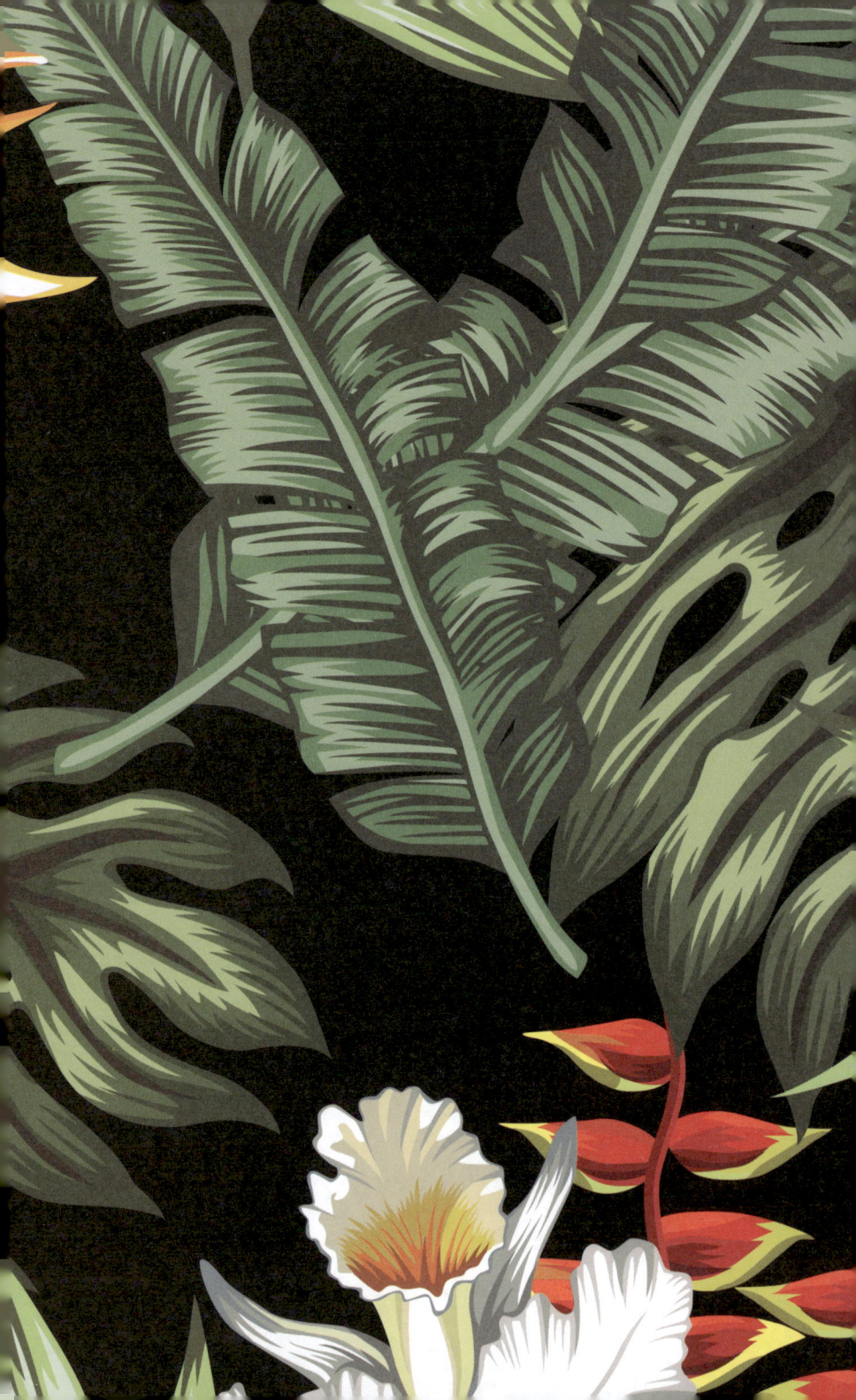

CONCLUSÃO

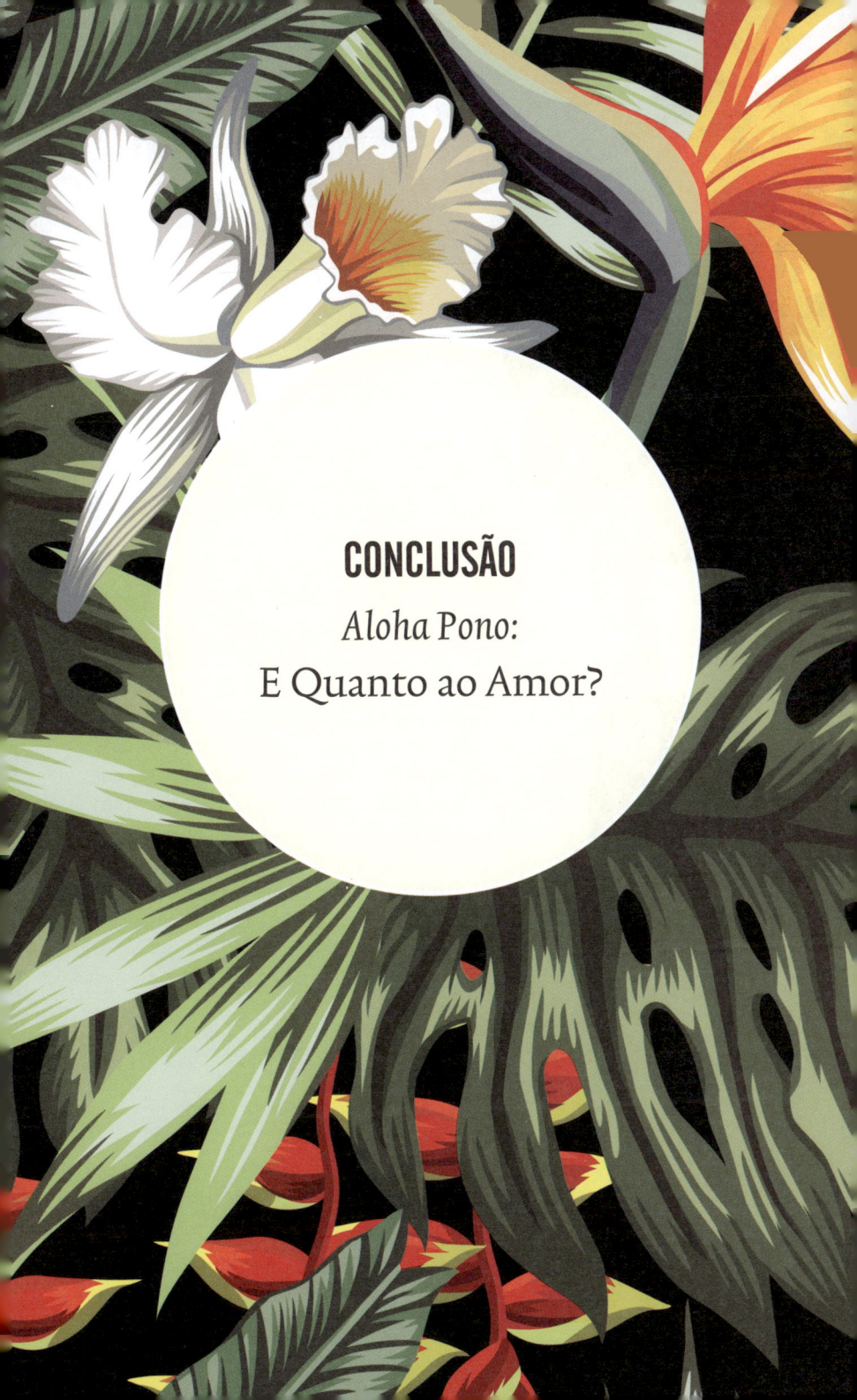

Aloha Pono:
E Quanto ao Amor?

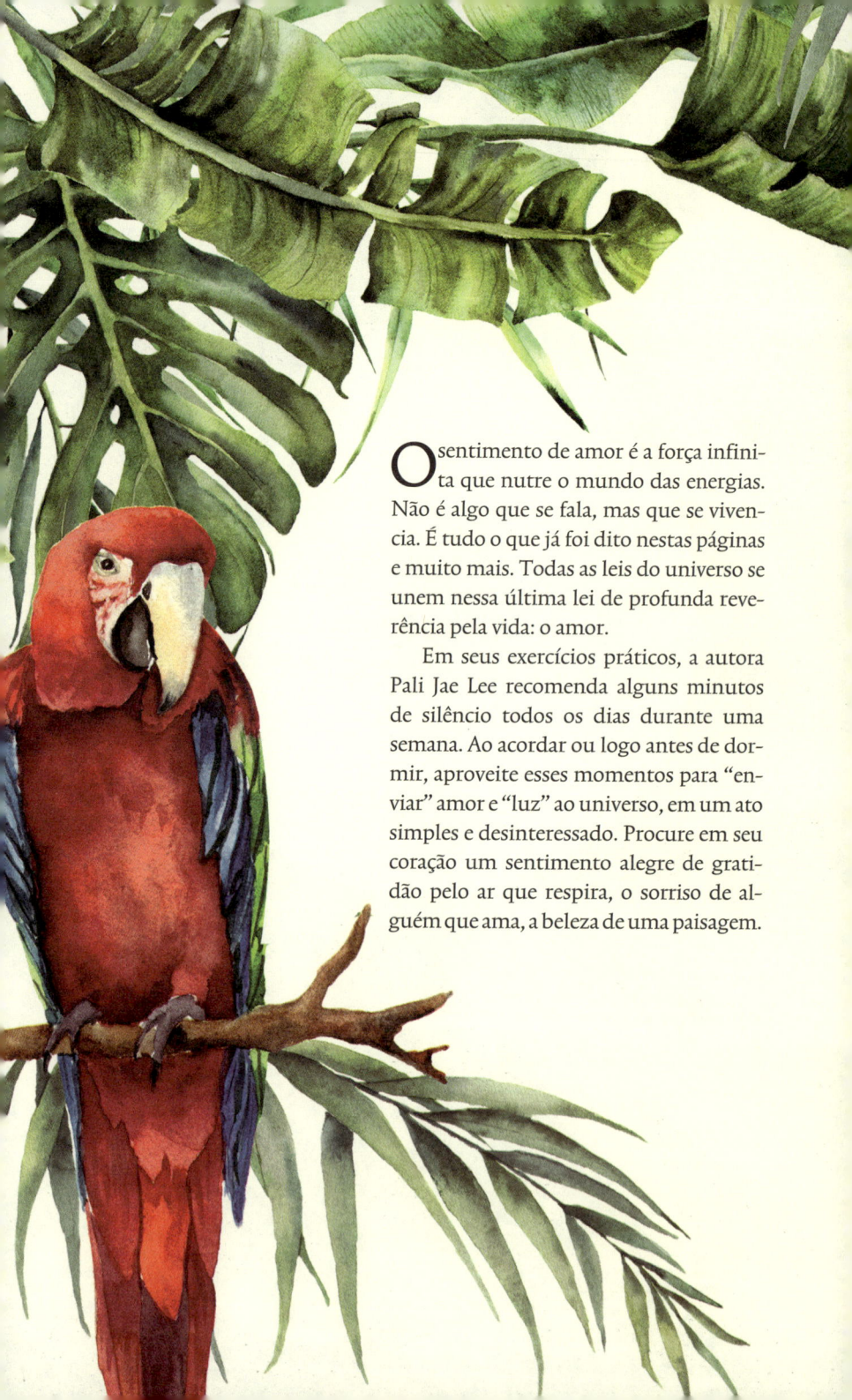

O sentimento de amor é a força infinita que nutre o mundo das energias. Não é algo que se fala, mas que se vivencia. É tudo o que já foi dito nestas páginas e muito mais. Todas as leis do universo se unem nessa última lei de profunda reverência pela vida: o amor.

Em seus exercícios práticos, a autora Pali Jae Lee recomenda alguns minutos de silêncio todos os dias durante uma semana. Ao acordar ou logo antes de dormir, aproveite esses momentos para "enviar" amor e "luz" ao universo, em um ato simples e desinteressado. Procure em seu coração um sentimento alegre de gratidão pelo ar que respira, o sorriso de alguém que ama, a beleza de uma paisagem.

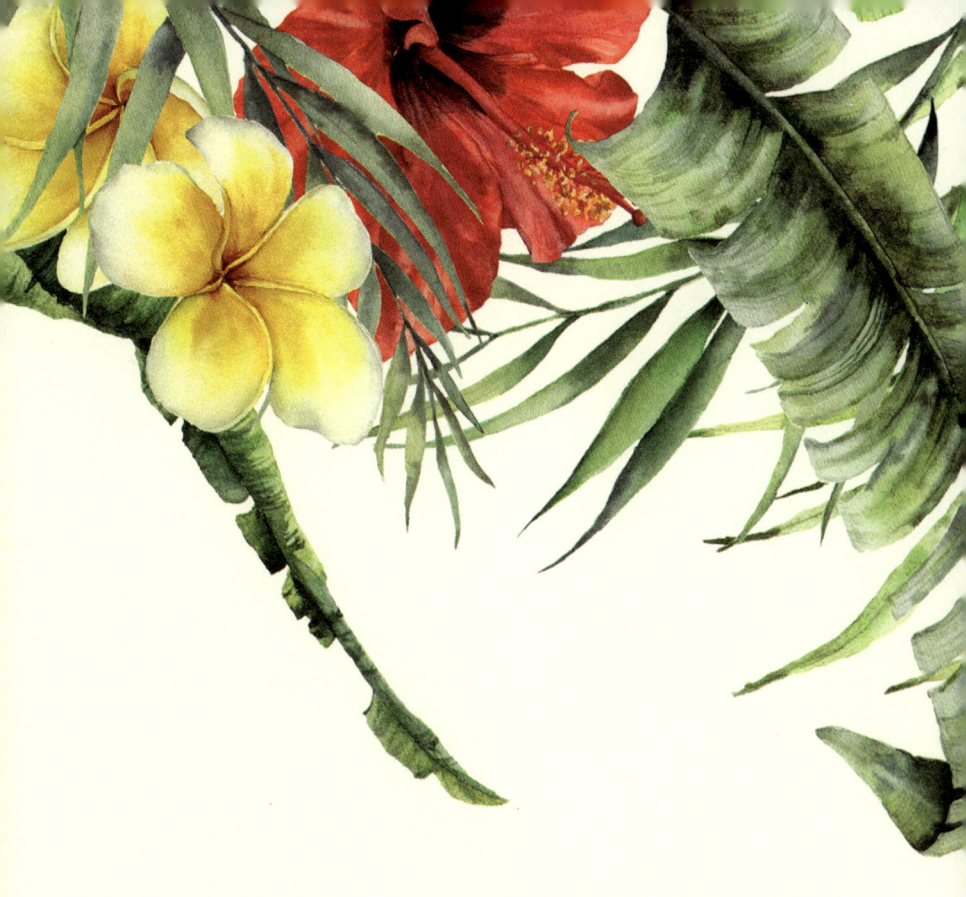

As demais coisas – os interesses e preocupações da vida cotidiana – podem esperar um pouquinho.

Não é um bom jeito de começar?

No decorrer das eras, os sábios e sábias do Havaí, os anciãos, falaram e contaram histórias sobre o caminho das leis do universo.

Eles acreditam que, quanto mais decidimos viver o *pono* – em harmonia e com justiça, respeito e bondade –, mais rica, abundante e pacífica será nossa vida.

Legaram-nos instrumentos para nos ajudar a fazer nossa parte. Deram-nos uma nova perspectiva sobre o mundo que nos cerca. Hoje em dia, os *kumus* continuam a transmitir esta preciosa mensagem: viva todo momento com um profundo respeito pela vida.

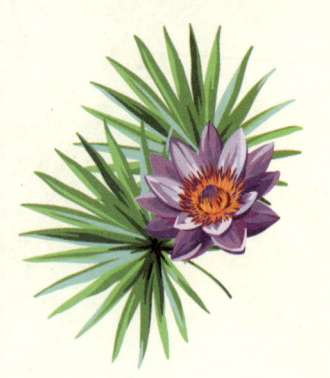

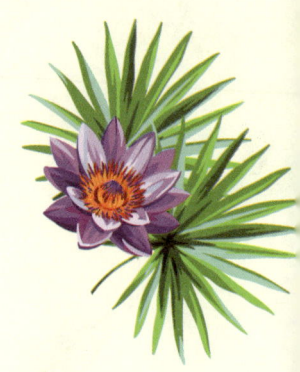

Pono é um caminho de não resistência e abundância.

Esteja em unidade com o momento presente.

Sempre mantenha expectativas positivas.

Não julgue nada; seja sempre grato.

Seja inspirado e ouça sua voz interior.

Antes de fechar este livro, deixe que os anciãos se juntem mais uma vez e sussurrem baixinho em seu ouvido:

"Seja *pono*, seja paciente, aceite que não é perfeito e proteja sua paz interior. Nade a favor do fluxo da vida. Aceite os outros, que, como você, não são perfeitos. Aprenda a confiar. Passe um tempo junto à natureza. Sempre espere o melhor e, sobretudo, cuide de si e dos outros."

NOTAS

[1] Pali Jae Lee, Ho'opono: The Hawaiian Way to Put Things Back into Balance (Honolulu: Island Massage Pub., 2007).

[2] Nana Veary, Change We Must: My Spiritual Journey (Honolulu: Institute of Zen Studies; Vancouver, B.C.: Water Margin Press Ltd., 1989), p. 22.

[3] Dra. Candace B. Pert, Molecules of Emotion: Why You Feel the Way You Feel (Londres: Simon & Schuster, 1998).

[4] Caroline Myss, Anatomy of the Spirit: The Seven Stages of Power and Healing (Toronto/Londres: Bantam, 1997).

[5] Dra. Candace B. Pert. Molecules of Emotion: Why You Feel the Way You Feel (Nova York/Londres: Simon & Schuster, 1999).

[6] Veary, op. cit.

[7] Veary, op. cit.

[8] Pattye Kealohani Wright, "Things I know for sure" (disponível em: <www.realhula.com/things-i-know-for-sure>. Acesso em: fev. 2019).

REFERÊNCIAS BIBLIOGRÁFICAS

Candace B. Pert, Molecules of Emotion: Why You Feel the Way You Feel, Nova York/Londres: Simon & Schuster, 1999.

Caroline Myss, Anatomy of the Spirit: The Seven Stages of Power and Healing, Toronto/Londres: Bantam, 1997.

David Servan-Schreiber, Healing without Freud or Prozac: Natural Approaches to Curing Stress, Anxiety and Depression, Emmaus: Rodale, 2011.

David Servan-Schreiber, Not the Last Goodbye: Reflections on Life, Death, Healing and Cancer, Londres: Macmillan, 2011.

Hawaii State Archives (Arquivos Estatais do Havaí) – Acervo digital.

Kahuna Harry Uhane Jim e Garnette Arledge, Wise Secrets of Aloha, São Francisco: Weiser Books, 2007.

Lise Bourbeau, Your Body's Telling You: Love Yourself!, Quebec: Les Editions ETC, 2012.

Manoa Library (Biblioteca Manoa), Universidade do Havaí.

Mary Kawena Pukui e Samuel H. Elbert, Hawaiian Dictionary, Honolulu: University of Hawaii Press, 1986.

Nana Veary, Change We Must: My Spiritual Journey, Honolulu: Institute of Zen Studies; Vancouver, B.C.: Water Margin Press, Ltd., 1989.

Nancy S. Kahalewai, Hawaiian Lomilomi: Big Island Massage, Honolulu: Island Massage Pub., 2005.

Pali Jae Lee, Ho'opono: The Hawaiian Way to Put Things Back into Balance, Honolulu: Island Massage Pub., 2007.

Pali Jae Lee e Koko Willis, Tales from the Night Rainbow: The Story of a Woman, a People and an Island, Honolulu: Night Rainbow Publishing Co., 1990.

R. Makana Risser Chai (org.), Na Mo'olelo Lomilomi: The Traditions of Hawaiian Massage and Healing, Honolulu: Bishop Museum Press, 2005.

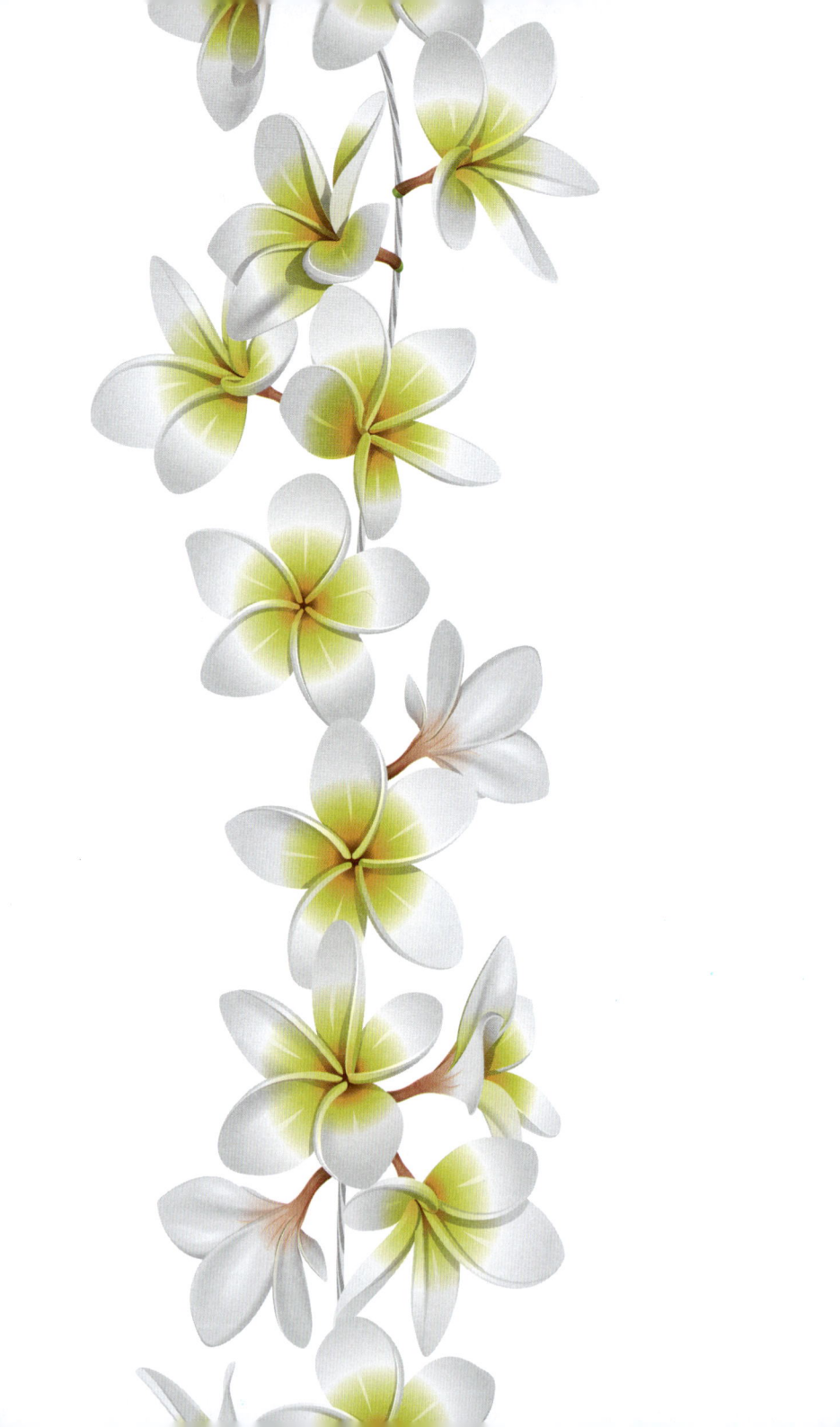

AGRADECIMENTOS

Créditos das Imagens

ShutterstockphotoInc. 1 Faenkova Elena; 8 Daiquiri; 9–11 Daiquiri; 12–13 good–mood; 14–15 NataliaKo; 16–17 ChoChe; 21 Lisla; 22–4 fixeroo; 25 (papagaio) Daiquiri; 25 (flores) wikki; 29 (flores) wikki; 29 (folhagem) PurpleBirds; 30–1 AKV; 33 Asakura1101; 34 DianaFinch; 35 elic; 36 Adam Fahey Designs; 37 Antoniu; 39–40 Helen Lane; 44–6 berry2046; 47 Meranna; 49 IgorAleks; 51 ugina; 54–5 LOGUNOVA ELENA; 57 Polina Valentina; 60–1 LOGUNOVA ELENA; 63 mystel; 64 Hanna Kh; 65–7 hoverfly; 68 Meranna; 70 De-V; 72 (fundo do círculo) MatteW-RK; 75 ussr; 76–7 Yuliya Derbisheva VLG; 79 rendix–alextian; 83 Solveig; 84 Yuliya Derbisheva VLG; 85 Ramona Kaulitzki; 88 MatteW-RK; 89 Daiquiri; 92–3 Anastasia Barre; 95 Ms Moloko; 96–100 Ola-la; 101 Hamara; 102 wikki; 105 NataliaKo; 108 Yuliya Derbisheva VLG; 111 Artlusy; 112–16 Nopchin design; 117 Ramona Kaulitzki; 120–1 belander; 123 Gringoann; 124–5 VerisStudio; 126 Mangata; 127 good–mood; 128–9 Ms Moloko; 131 Yuliya Derbisheva VLG; 133 Val-Iva; 135 Mangata; 137 eatkjw; 139 Daiquiri; 143 Yuliya Derbisheva VLG; 144–5 Ms Moloko; 146 De-V; 147 Hanna Kh; 149 Anastasia Lembrik; 150–1 good–mood; 152–3 berry2046; 154–5 Yuliya Derbisheva VLG.

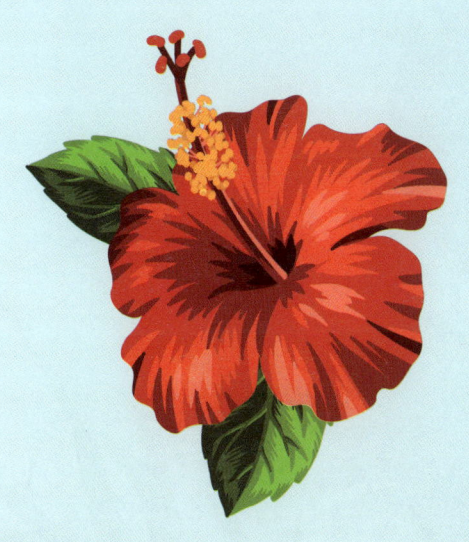

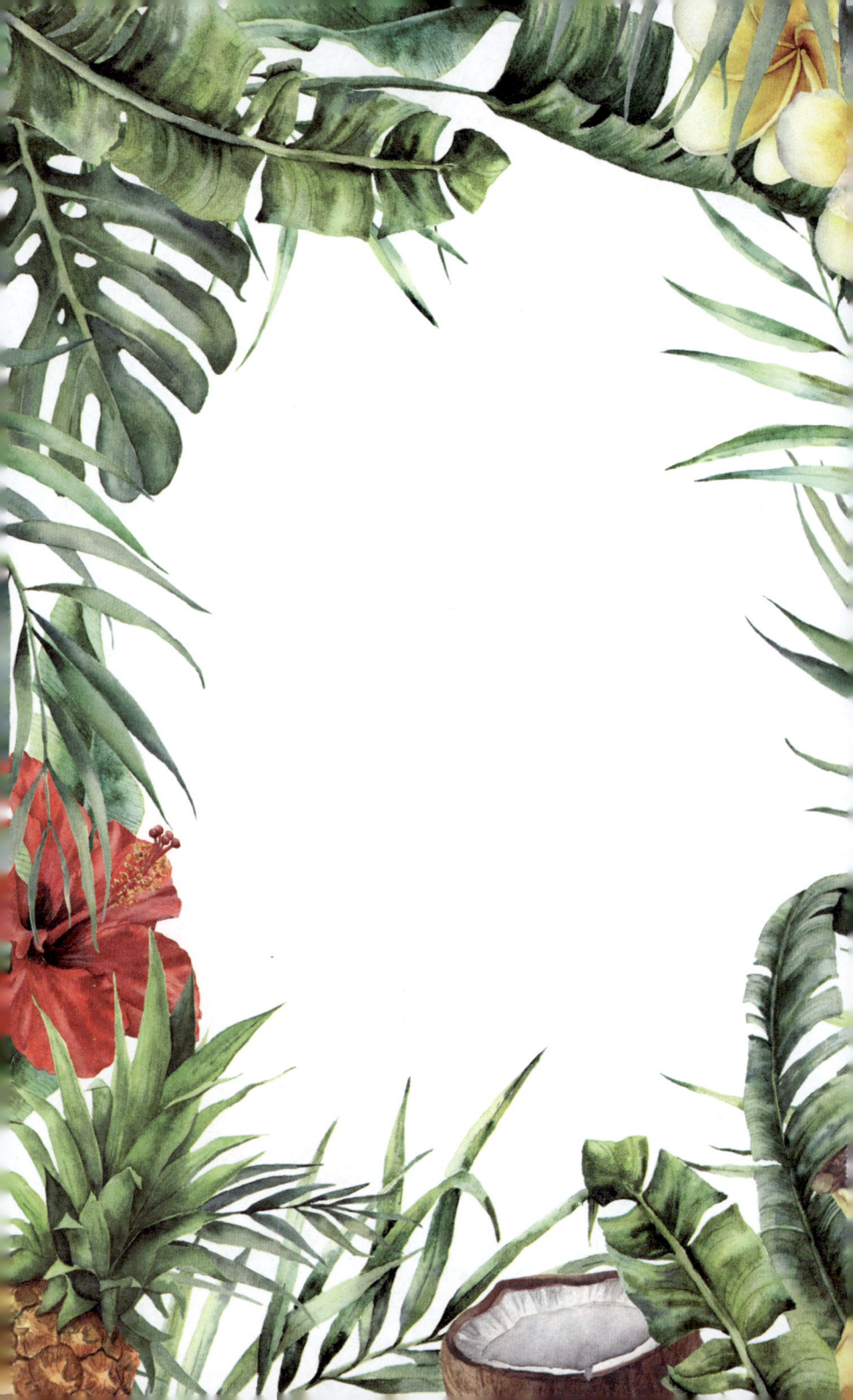